医療の歴史

Suehiro Akira
末廣 謙

二瓶社

目　　次

はじめに ………………………………………………………………… 5
　　医療の歴史を学ぶことの意義 ………………………………………… 6

第1章　古代の医療 ……………………………………………… 9
　　医療の始まり ……………………………………………………… 9
　　ヒポクラテス ……………………………………………………… 10
　　ローマ時代の医学・医療 ………………………………………… 13

第2章　中世からルネサンスへ ……………………………… 15
　　修道院の医療と医学校の始まり ………………………………… 15
　　ペスト大流行と検疫の始まり …………………………………… 16
　　錬金術と化学薬品 ………………………………………………… 18
　　レオナルド・ダ・ビンチ ………………………………………… 19

第3章　人体構造解明の夜明け ……………………………… 21
　　ヴェサリウスの人体構造論 ……………………………………… 21
　　血液循環の発見 …………………………………………………… 22
　　顕微鏡の発達 ……………………………………………………… 24

第4章　外科の発展 …………………………………………… 27
　　床屋外科 …………………………………………………………… 27
　　無痛手術の始まり ………………………………………………… 28
　　術後感染症の克服というもうひとつの大問題 ………………… 30
　　新しい外科治療 …………………………………………………… 32
　　血液型の発見 ……………………………………………………… 33

第5章　診断法の進歩 ………………………………………… 35
　　体温計と体重計 …………………………………………………… 35
　　病理解剖学の確立 ………………………………………………… 36
　　内科診察法の進歩 ………………………………………………… 37
　　Ｘ線の発見 ………………………………………………………… 39

第6章　感染症との戦い ……………………………………… 41
　　天然痘撲滅－種痘法の開発 ……………………………………… 41
　　ワクチンの開発と免疫学の原点 ………………………………… 42
　　感染症発症の機序解明と結核菌発見 …………………………… 43

抗菌薬開発の原点 ……………………………………	45
ペニシリンの発見 ………………………………………	46
第7章　20世紀の偉大な発見 ……………………………	49
インスリンの発見 ………………………………………	49
遺伝学の始まり …………………………………………	51
遺伝子の本体"DNA"の発見 …………………………	52
DNAの構造解析 ………………………………………	53
第8章　先進医療 ……………………………………………	55
移植医療 …………………………………………………	55
再生医療 …………………………………………………	56
第9章　医療の目的変遷と今後の展望 …………………	59
参考文献 ………………………………………………………	61
あとがき ………………………………………………………	62

　　　　　　　　　　　　表紙・扉　装幀　森本良成

はじめに

　医療は現在、大きな変革期にあります。ノーベル賞を受賞した山中伸弥教授のiPS細胞に代表されるような最先端医療の進歩はめざましく、これまで手をつけることもできなかった疾患にも最善の医療を施すことが可能になりつつあります。しかし医療とは何かを知るためには、これら先進医療だけに目を向けていればよいということはありません。医学・医療がこれまでどのように発展してきたかを知ることが必要・不可欠です。本書は現代の医療を理解し、将来の医療を発展させていくために必要な「医療の歴史」を紹介します。

　その前にまず、医療とは何か、医学と医療の違いは何かを考えてみましょう。医学とは何でしょう？　「医」の意味は、国語辞典（現代国語例解辞典：小学館）によると「病気を治療すること。またその術」と書かれています。また「学」は言うまでもなく学問のことですから、「医学」とは病気を治療するために必要なことを学習し、研究する学問ということになります。さらに、「疾患になってしまった人を治療するより、疾患にならないようにするにはどうするか」の方が重要であることは当然ですので、最近では健康を維持し増進させる学問である予防医学の分野が医学の大きな部分を占めるようになりました。

　医学を学ぶためには、専門の学校や大学へ行って勉強することが必要ですし、医学について書かれた書物を読むことも必要です。すべての医療職者をめざす人は、その学修のなかで専門領域以外の分野についても基礎的な医学を身につけていくことが求められます。

　これに対して医療とは何でしょう？　医療と医学、2つの名称は同じようにも思われますが、厳密に言うと医療とは「疾病をもつ人に対して医学を実践すること」です。つまり学問として得られた医学の知識を実際に行

うのが医療なのです。具体的には、病的状態の人を回復させるか、または悪化を阻止するために取られる行為ということができます。

　また一見健康そうな人でも、何らかの疾病が潜んでいないか、また疾病の発生につながる異常がないかを調査する健康診断を実践することも医療に含まれます。さらに、そのまま放置すれば疾病につながる異常を持つ人がどのようなことに注意すれば疾患の発症を未然に防ぐことができるのかといった医学的な知識を伝えたり、実際に疾病をもつ人がより効率的に身体的異常を改善させるための情報を提供するといった医学教育を行うことも医療のひとつです。これらはいずれも予防医学を実践する医療です。

　いずれにしろ、すべての医療は医学的知識の上に成り立っていますので、医師に限らずすべての医療者は、少なくとも基本的な全医療分野の知識を身につけていることが求められます。

　これらのことから、「医学の歴史」と「医療の歴史」は同じもののようにも見えますが、医療を発展させるために研究が続けられてきた足跡である「医学の歴史」と、その結果として、実際の疾患の治療や、健康増進の方策が実践されてきた足跡である「医療の歴史」とは少なからず意味合いが異なることを理解してください。本書では、医療技術発展の歴史である「医学の歴史」だけではなく、その医療技術をどのように実践してきたのかという観点から概説したいと思います。

医療の歴史を学ぶことの意義

　そもそも歴史を学ぶことの意義は何でしょうか？　昔のことを知っていれば話のネタにはなるけれど、ただの物知りだけであって、あまり重要なことではないと思っているのではないでしょうか？　現在の、あるいは未来の医療を身につけるために、その歴史を知ることが重要なことなのです。

　歴史は、すでに小学校における学習から何らかの形で社会科の授業に取

はじめに

り入れられています。その目的はいったい何なのでしょうか？　それは、現状を形成するに至った過去の経緯を正しく知らなければ、現代社会を理解することができないからです。一般的な例えで考えてみましょう。世界情勢を考える時、ある国が他国と紛争を起こしたとします。なぜそのようなことが起こったのか？　２国間の考え方が異なって争いになってしまったとしても、突然２国間の戦争が起こったりしません。長い歴史的な背景が、相手国に対する敵対心を育てて、ささいな出来事が引き金となって争いが発生することが多いのです。現実に起こっている事は歴史の上に成り立っていると考えることができます。つまり世界の歴史を知らなければ、今の世界情勢を理解することができないのです。

　歴史を理解することは、現状を正しく認識し、将来の発展を導き出す大切な手段なのです。医療の歴史を学ぶことによって、歴史の流れから現在の、あるいは将来の医療の状況を読み解くための鍵を見つけることができるようになります。また、ある事がらの歴史や成り立ちを考えると、その分野の原点に立ち戻って全体を見通すことができるのだと思います。

第1章　古代の医療

医療の始まり

　医療、つまり、病気やケガの人を手当することは、人類の歴史の中でいつから始まったのでしょうか？　原始時代から、病気やケガで苦しんでいる人がいれば、たとえまともな手当ができなくても、何とかその人を助けたい、あるいは少しでも楽にしてあげたいと周りの人は思うでしょう。それが医療の始まりです。そうすると「医療はいつから始まったのか」という問いは、「人間の病気はいつ頃から発生してきたのか」と同じことになります。その答えは、今から約300万年前、人類の誕生と同時だったのです。このことは多くの考古学的発掘調査でも示されています。例えば、ピテカントロプスという原始人の骨には、結核という病気が悪くなって膿をもった塊の跡が証明されています。

　旧石器時代、人間は「自然の猛威」と「暴力的行為」に苦しみました。しかし原始時代の人々は、現在からは想像もできないくらい強い治癒力を持っていたといいます。現代人にとっては致死的な重傷を負った古代人がその後も長期間生存しつづけたことを示す骨格が発掘されています。

　時代は下って新石器時代になると、人間は農耕生活を始めるようになり、集落を作って集団生活するようになりました。するとその集団の中で疫病が流行することもたびたびあったことでしょう。人間は、このような疫病は神々の仕業に違いないと考えるようになり、神官が「祈祷」して何とか疫病を抑えようとしました。これが今の内科の始まりです。つまり内科医

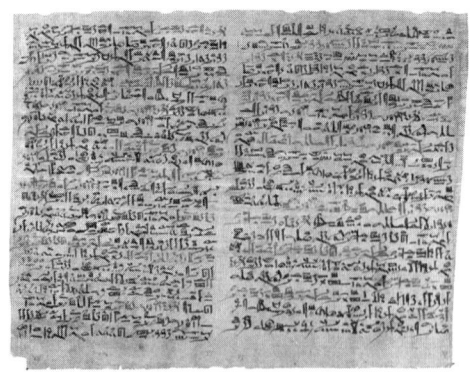

図1　世界最古の外科医学書
『エドウィン・スミス・パピルス』
紀元前1600年頃エジプトのもの

の祖先は「祈祷師(きとうし)」ということになります。後で述べますが、外科医の祖先は刃物を使って外傷の治療をしたことから、古代の「散髪屋さん」でした。同じ医師でも、内科医と外科医の祖先は違うのです。

さて、記録に残る医療ということになると、紀元前2000年頃のメソポタミア文明の遺跡には粘土板医書があり、最古の医学書といわれています。さらに紀元前1700年頃のエジプトには、古代の紙パピルスに医術の教科書と思われるものが残されています（図1）。人名として医師が登場するのは紀元前1200年、ギリシア時代のアスクレピオスです。アスクレピオスはギリシア各地にお籠もり治療を行う保養所を作りました。ギリシア神話では、彼はどんどん病気の人を治して最後には死んだ人まで生き返らせたために神の怒りにふれ、ゼウスに殺されてしまったとなっています。

ヒポクラテス

紀元前460年頃の古代ギリシア時代、エーゲ海の南東にあるコス島という小さな島に、世襲制の医師の子として1人の医療の歴史に名を残す医学者が生まれました。ヒポクラテスです（図2）。彼は人々の病気を、迷信や呪術、また宗教のような扱いから切り離し、科学的な医学を最初に発展させました。疾患の発生は人間の体の中にある水分である体液の異常によるものであると考えました。体液には血液、粘液、黄胆汁、黒胆汁の4種

第1章　古代の医療

類あり、これらのバランスが乱れることで疾患が発生すると考えたのです。これをヒポクラテスの四体液説といいます。現代医学の理屈で血液はわかりますが、他の体液とされているものが何をさしているのか理解しにくい部分があります。しかし、これらのことが述べられたのが今から2,000年以上昔の紀元前であったことは驚くべきことです。さらに病気の治療にあたっては、人の体の自然治癒力を重視しました。病気を回復させるためには、適切な食事、新鮮な空気、十分な睡眠、さらに適度の運動と休息が必要であると説きました。これらは

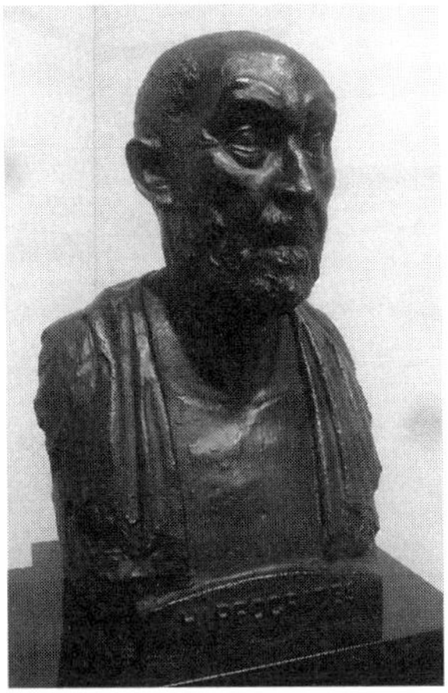

図2　ヒポクラテス像
兵庫医科大学玄関ホール
（著者撮影）

すべて現代病の代表である「メタボリックシンドローム」の予防・治療につながる画期的なことであり驚くべきことです。さらに健康と病気を自然現象として客観的に観察し、環境の変化が人々の健康におよぼす影響なども調査研究したとも伝えられています。これは今でいう、公衆衛生学や環境予防医学の始まりです。これらのことからヒポクラテスは、「医学の父」「医聖」などと呼ばれています。

　さらにヒポクラテスが真に医療の歴史の中での重要人物として語られているのは、2,000年以上の長い年月、医療者の道徳律とされてきた「ヒポクラテスの誓い」を説いた人だったからです。

　「ヒポクラテスの誓い」は、医療者としてどうあるべきかを示した自らを律する規範でした。その要約は次の通りです。

（1）患者の利益を第一にする。
（2）自殺や安楽死に加担しない。

（3）患者の身分や貧富の差なく医療をする。
（4）患者と職業上の関係を悪用しない。
（5）患者の秘密を守る。
（6）自分の師や同業者に礼をつくす。

　これらはすべて、現代では当然のことばかりです。特に、「（5）秘密を守る」については、わが国で一般に「個人の秘密は守られるべきである」ことを明示した「個人情報保護法」が施行されたのが2003年ですから、それより2,000年以上前から医療者にとっては当然の義務だとされていたのには興味深いものがあります。
　一方でヒポクラテスは、「医療において、これから起こる事態や、現在ある状況は何ひとつ患者本人に明かしてはならない」「素人である患者にはいかなる時も、何事につけても決して決定権を与えてはならない」と述べたとされています。この2つのことは、現在の考え方とはまったく逆です。現在では、患者は自分の病気のことをすべて知る権利がありますし、これに対してどのように医療をするのかは、患者と医療者が話し合って決めていくインフォームド・コンセント（説明と同意）が当然のこととして実践されています。
　この2つのことに代表されるヒポクラテスの考え方を、「親権主義」あるいは「家父長主義」（パターナリズム）といいます。つまり親が子を思う気持ちで、「子供のことは親に任せておきなさい」ということと同じで、「患者の病気は専門家である医療者に任せておきなさい」ということからこのように呼ばれているのです。現在の医療の在り方とは正反対であることから、ヒポクラテスの考えは過去のものとも言われたりします。しかしヒポクラテスが本当に言いたいことは、「医療のことは医療者にまかせておけ」ではなくて、「医療者は常に患者から信頼されるように修養を重ねることが大切だ」ということではないかと思います。「自分の身を律して

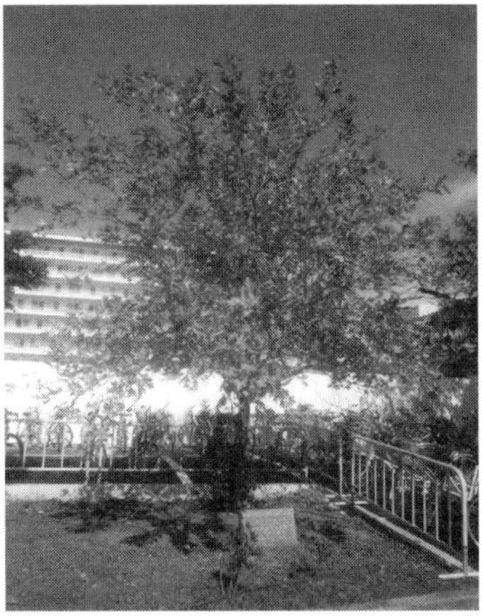

第1章　古代の医療

常に修養・努力する」、そして「愛情をもって医療を行うべし」というヒポクラテス思いは、医療者の心の中に生き続けているのです。

　ヒポクラテスは各地で医学を学んだ後、生まれ故郷、エーゲ海のコス島にあるプラタナスの木の下で多くの弟子たちに医学を教えたと伝えられています。そのプラタナスは今もコス島に「ヒポクラテスの木」として残されており、さらにその苗木はヒポクラテスの精神の象徴として世界中の医療施設や医療系大学に移植されています（図3）。

図3　ヒポクラテスの木
京都大学医学部
（著者撮影）

　また、「ヒポクラテスの誓い」は1948年、ジュネーブで開かれた第2回世界医師会で、医療専門職のあるべき姿として「ジュネーブ宣言」という形でまとめられました。現在でも「医療の倫理」の原点と考えらえれ、国際規定として引用される機会が多くみられるものです。

ローマ時代の医学・医療

　ローマでの医療の特色は、病気がおこった時にこれを治すより、病気の発生を予防することに重点をおいたことです。つまり、健康法や公衆衛生のような考え方が一般に普及していたのでした。具体的には、今でも遺構が残っている上水道・下水道の整備、公共浴場の建設、さらに集中暖房設備や公衆トイレの設置など、ローマはまさしく健康都市をめざして発展していったと考えられています。

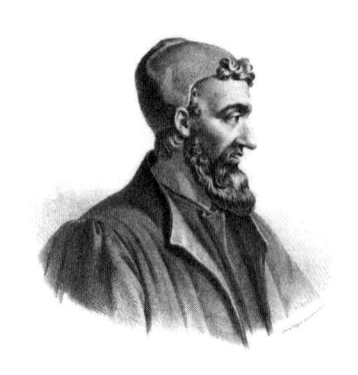

図4　ガレノス
Pierre Roche Vigneron によるリトグラフ 1865 年、パリ Images from the History of Medicine : IHM

　ところで、ローマ時代の医学・医療を語るとき、外すことができない人物がガレノスです。16 世紀、近世の医学が確立されるまでの 1,000 年以上にわたって、彼の理論が医学を支配していました。130 年頃、現在のトルコにある古代都市ペルガモンに生まれたガレノスは、ギリシア各地で医学を学び、一度故郷に戻った後、ローマに移りました。彼はローマで名医としての頭角を現し、宮廷の典医にまでのぼりつめたのです（図 4）。

　「ヒポクラテスの誓い」や「四体液理説」などが今に知られているのは、ガレノスが残した多くの著作の中に体系化された理論として紹介されているためだとされています。また、解剖学や動物実験などにも力を注ぎました。水分を多く摂取すると尿量が増加すること、豚の脊髄神経を切断すると麻痺がおこること、さらに、大脳を傷つけると体の反対側に障害がおこることなど、今では当たり前のことを実験的に発見していったのです。これらのことからガレノスは、「実験医学の創始者」といわれています。

　16 世紀になってヴェサリウスが『人体構造論』を出版し、現代の解剖学に通じた近代医学の夜明けが訪れるまで、ガレノスの解剖学・生理学が医学の理論を支配していました。血管の中を流れている血液は循環しているという、今では誰もが知っていることさえ、16 世紀になるまで医学者の誰も考えおよばなかったのです。ガレノスの名声はある意味で、当時の腕利きの医療者というより、長年にわたって医学の世界に与えた影響の方が大きかったと言われています。

第2章　中世からルネサンスへ

修道院の医療と医学校の始まり

　ローマの偉人ガレノスの死から1世紀後、ヨーロッパはキリスト教の広まりが著明となってきました。それまではギリシア神話に登場する神々が人々を癒す象徴でしたが、紀元300～400年頃になると、イエス・キリストが苦しむ人々を癒す神となったのです。なかでも修道院は病気の人に治療を施す医療施設になりました。ヨーロッパにおける病院の始まりです。貧富の差なくすべての人々を救うというキリスト教の精神は、そのまま修道院における医療の精神でした。はじめは看護や介護が主体でしたが、次第に修道院に独自に造られた薬草園で育てられた医薬品を使ったり、手術のような治療も試みられるようになりました。

　しかし、修道院での医療者の大きな功績は、人々に医療を施したということだけでなく、それまでのギリシア、ローマ時代の医学的知識を後世に伝えていったということです。古い医学文献を収集し忠実に書き写して保存するという、医学図書館のような存在となっていきました。これによりヒポクラテスの精神が現在でも知られ、ガレノス医学が1,000年以上にわたって実践の医療として伝承されていったのです。さらに彼らは、自分たちの医療を受け継ぐ後輩を育成する使命を負っていると考えており、この精神が医学校の始まりにつながっていきます。

　10世紀ごろ、南イタリアの保養地、サレルノという場所に医学校ができました。ここでは、修道院で収集され整理された古代ギリシアやローマ

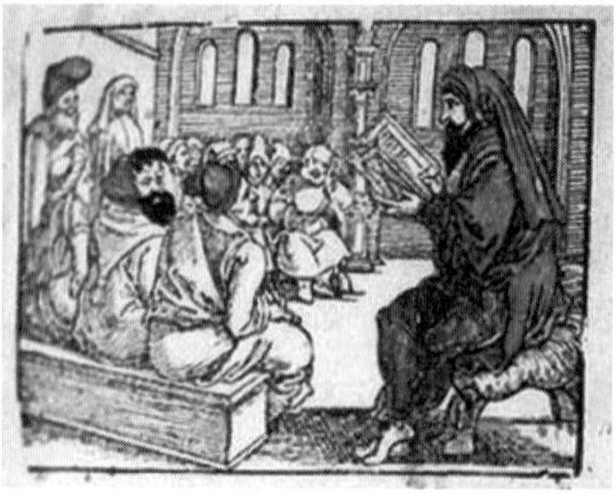

の医学が講義されていました。そして、サレルノ医学校の名声はヨーロッパ中に広がり、医学全体を支配するようになります（図5）。さらに時代は下って12世紀になると、ボローニャ、パリの大学にそれぞれ医学部が作られ、医学教育がさらに拡大していきます。しかしここで講義されていたのは、相変わらずガレノス医学のような古代の医学でした。中世の医学・医療は他の科学領域と同じく古い知識の盲信であり、中世は停滞の時代であったといえます。

図5 チュニジアの医師コンスタンティヌスのサレルノ医学校での講義
1573 published by Christian Egenolf Erben in Frankfurt

ペスト大流行と検疫の始まり

「ペスト」は、ペスト菌が原因でおこる病気です。現在の日本では感染症法で最も危険な一類感染症に分類され、感染者を隔離して治療することと定められています。もともとはネズミに流行するものですが、感染したネズミの血を吸ったノミに刺された人に感染が広がります。かつて感染者は皮膚が黒くなり死に至ったことから「黒死病」と呼ばれていました。現在では抗菌剤の投与が有効で、適切に治療を行えば後遺症を残すことなく治癒しますが、抗菌剤がなかった昔は致死性が高く恐れられていました。そもそもペスト菌が原因で流行するということもわからなかったわけですから、多くの人が「ペスト」で命を落としました。14世紀のヨーロッパでは流行を繰り返し、おおよそ2,500万人が死亡したことから、全人口の半分近くを失ってしまったのです。ヨーロッパ各地には、このペスト大流

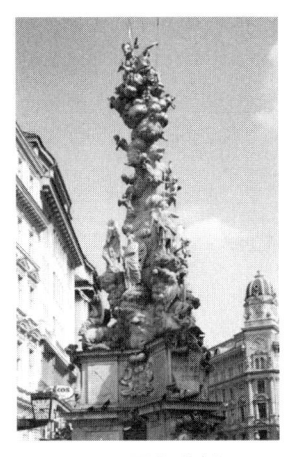

図6 ペスト記念碑（ウィーン）
（著者撮影）

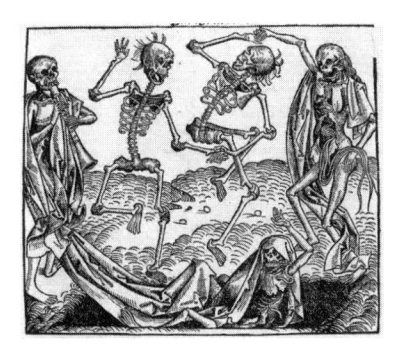

図7 ミヒャエル・ヴォルゲムート『死の舞踏』
1493年、版画。「生」に対して圧倒的勝利を勝ち取った「死」が踊っている姿。14世紀の「黒死病」の流行は全ヨーロッパに死の恐怖を引き起こした。

行の記念碑があります（図6）。

　ペスト流行の原因はわからなかったけれど、大勢の患者がいる場所から逃れようと考えるのは当然のことです。『デカメロン』はジョヴァンニ・ボッカチオ（1313～1375）が1348年に著した物語集です。この時のペスト大流行から逃れようと男女10人が邸宅にひきこもり、その退屈さをまぎらわすため、毎日10人が10話ずつのおもしろおかしい物語を語り合い、100話ができたという設定になっています。題名の「デカメロン」はギリシア語の10日という意味の言葉に由来するそうで、「十日物語」などとも呼ばれています。ボッカチオはペスト流行という当時の最新ニュースに引っかけて文芸作品『デカメロン』を作り上げましたが、その中で悲惨な流行のようすが今に伝えられているのです（図7）。

　ところで、このペスト流行が医療の発展に与えた影響には大きいものがありました。それは、ペストといった伝染病をどのように予防するか、という防疫法が確立されていったことです。イタリアでは患者の発生を届け

出させ、患者の隔離、使用した物品の焼却処分、さらに、港の封鎖が始まりました。入港してくる船の船員の上陸や荷物の陸揚げをすぐには許可せず、港の外で40日間停泊して発病する人がいないことが確認されたのちはじめて入港と上陸が許可されました。現在、空港などにある検疫所で行われている「検疫」は英語で quarantine といいますが、これはラテン語の40という意味の単語からできたもので、14世紀イタリアでの港の封鎖が語源となっています。

錬金術と化学薬品

　錬金術とは、どこにでもある金属から、さまざまな手法を用いて、金などの貴金属を作ろうとするものです。中世のヨーロッパで盛んに行われ、科学というより魔法に近い意味や、金儲けのからくりのようにも考えられています。ある技術を用いると、人間が不老不死になるなどといったことが信じられていました。

　しかし、その試行錯誤の過程から硫酸や塩酸などの化学薬品が発見されてきたことは、学問的に大きな科学的発展といえます。錬金術師の中でも医学的発展に貢献した人がパラケルスス（1493～1501）でした（図8）。パラケルススとはあだ名で、本名はフィリップス・アウレオルス・テオフラトス・ボンバストス・フォン・ホーエンハイムという大変長い名前です。それまでの医薬品といえば、ほとんどが草根木皮であったものが、パラケルススは水銀、アヘン、砒素、銅、硫黄など多くの化学物質を病気の治

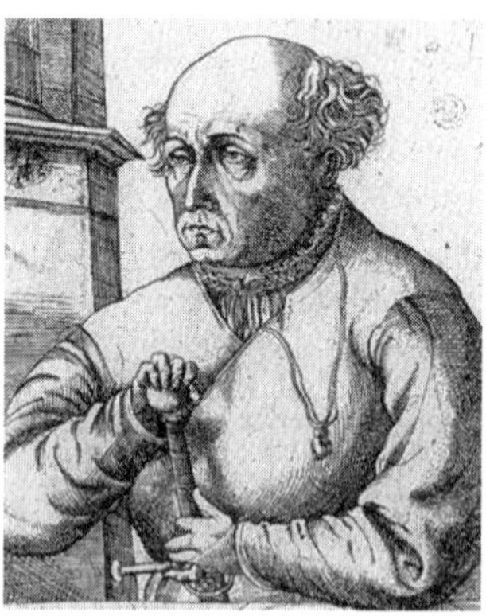

図8　医化学の父
　　　パラケルスス

療に用いました。現在ではこれらの物質の多くが有害物質や毒物の類ですが、化学物質を治療薬に取り入れた最初であったことは医療の発展に大きく貢献したことになります。そこでパラケルススのことを「医化学の父」などと呼んだりしています。

　パラケルススはさらに、人体には水銀、硫黄、塩の 三大要素が重要であり、体内に塩が沈殿した結果、病気が発生すると考えて、この沈殿した塩を溶かすために、さまざまな鉱物を用いることをすすめたのでした。この考え方は、ギリシア、ローマから受け継がれた古典的医学とは大きく異なり、現在の臨床内科医としての姿勢でした。実際彼はすぐれた臨床家であったそうで、多くの著書や講演記録が残されています。

レオナルド・ダ・ビンチ

　6〜7世紀中世のヨーロッパは、キリスト教のカトリック教会隆盛の影響を受けて、芸術や文化がすっかり停滞してしまった時代が続きました。暗黒時代などと呼ばれていますが、教会の精神に反するような新しいことを試みることが許されなかったのです。医学の世界も同様で、ローマ時代のガレノス医学が、神聖で侵すことができない絶対的なものとされていたため、新しい医学研究などはまったく行われませんでした。例えば、人体の内部構造についての知識は教会が人体解剖を許さなかったので、ガレノスの述べたことを盲目的に信用していく他に道はありませんでした。しかし13世紀を過ぎた頃から、カトリック教会は少しずつ人体解剖を認めるようになりました。この頃の（あるいはこれより以前からという説もありますが）新しい時代を「ルネサンス」と呼んでいます。「ルネサンス」という言葉は復興、再生という意味ですが、暗黒時代に別れを告げて、古代ギリシアやローマの活気に溢れた学研精神を取り戻そうとする意識ととらえることができると思います。

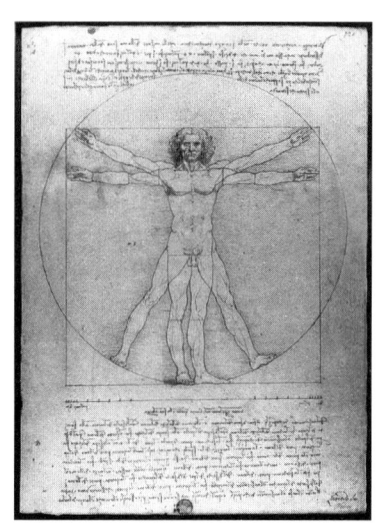

図9 レオナルド・ダ・ビンチによる人体図
1485年頃、アカデミア美術館（ヴェネツィア）

　ルネサンスを代表する最大の芸術家の一人であるレオナルド・ダ・ヴィンチ（1452〜1519）は、「ミロのヴィーナス」や「最後の晩餐」など有名な絵画の作者ですが、芸術家だけではなく　工学や医学・生理学の改革者でもありました。真実を自分の眼で確かめてそれを正確に表現しようとしたのです。彼が残した人体解剖図は、詳細に描かれただけでなく、それまでの解剖書とはまったく異なり、人体の構造を遠近法を取り入れた立体的な図として描写してあります（図9）。
　ただ残念なことに、レオナルド・ダ・ヴィンチの解剖図は医学的発展に寄与した部分は多くありませんでした。彼は事実をありのままに表現することに興味があり、詳細な人体構造が人の身体機能や病気の発生にどのようにかかわってくるのか、という点にはあまり興味がなかったようです。

第3章　人体構造解明の夜明け

ヴェサリウスの人体構造論

　人体解剖学の研究は、16世紀になって盛んになりました。その中心人物が、解剖学の歴史上最大のビッグネームであるアンドレアス・ヴェサリウス（1514〜1564）です（図10）。ヴェサリウスは1514年、ベルギーのブリュッセルで代々医師であった家に生まれました。幼少の頃から動物の体の構造に興味をもち、身の回りにいる動物を勝手に解剖していたそうです。成長してパリ大学医学部に進学したとき、解剖学の講義を体験しました。ところが当時の解剖学は、古代ローマのガレノスが著した解剖学を何の疑いもなく解説するだけのものでした。実習は解剖学教授が直接行うのではなく、実習助手が形式的に内臓を取り出し、学生たちに指し示すだけのものだったそうです。当時、刃物を使って死体を切り開くことは下賤な作業と思われていました。ヴェサリウスはこれにがまんできず、子供のころからの動物解剖の体験を生かして、手際よく解剖してみせました。これが評価され、すぐに解剖学実習の助手に採用されたのです。

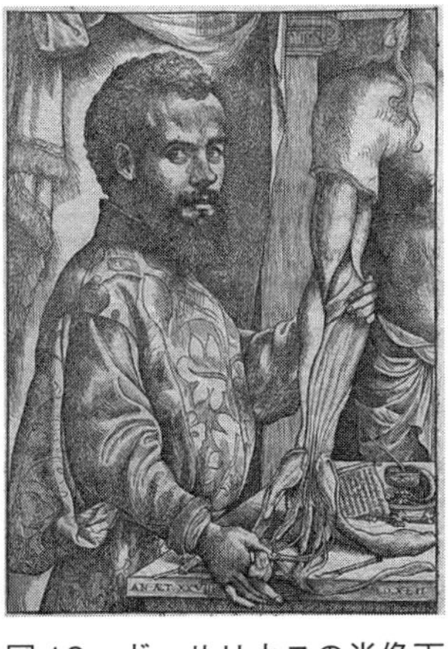

　彼はすぐに解剖の名手としての名声を

図10　ヴェサリウスの肖像画
『ファブリカ』記載

得て、23歳の若さでイタリアの名門パドヴァ大学の解剖学教授に就任することになりました。自ら解剖を行って学生たちに講義するとともに、解剖学を探求し、古代からのガレノス解剖の多くの誤りを指摘していきました。ローマ時代のガレノスは猿などの解剖は自ら行っていましたが、人体解剖の経験はあまりなかったのです。弟子たちや後世の人々がガレノスを解剖学の神様として祭り上げ、その理論が何百年も盲信されていたようです。

　ヴェサリウスは1543年、写実的なイタリア絵画を多く取り入れた大著『人体構造論（ファブリカ）』を出版します。正確な人体構造の知識を得た西洋医学はこの後、飛躍的な発展を遂げていくことになるのです。

　しかしいつの時代も新しい真実を最初に述べる人間は、周囲から冷たい視線を浴びせられることが多いものです。ヴェサリウスも例外ではなく、最後は不遇な生涯を43歳という若さで閉じてしまうことになりました。

血液循環の発見

　血管の中を流れている血液が心臓から送り出されてまた心臓へ帰ってくる「血液循環」を知らない人はいません。しかし1628年、ウィリアム・ハーヴェイ（1578～1675）が血液循環論を確立するまで、世の医療者たちはこのことを知りませんでした。

　ローマ時代の医師ガレノスが唱えた血液の流れについての生理学が、17世紀になるまで信じ続けられていたのです。ガレノスの考えは、口から食べた食物の栄養分は腸で吸収され、それが肝臓で血液として調整され（つまり肝臓で血液が作られ）血管を通って全身へ運ばれるというものです。そして全身に運ばれた血液は「精気（？）」となって全身の生命活動に利用される……、つまりその血液がまた心臓や肝臓へ戻ってくるとは考えていませんでした。しかし16世紀になり、ヴェサリウスの詳しい解剖学か

第3章　人体構造解明の夜明け

らすると、ガレノスの説はやはり矛盾する点が多いことが徐々にわかってきていました。これを実証し、意見を述べた画期的な報告を行ったのが、ハーヴェイの血液循環論でした。

ハーヴェイは1578年、イギリスの裕福な商人の家に生まれました。ケンブリッジの専門学校を卒業した後、その当時、繁栄の絶頂にあったイタリアのパドヴァ大学に入学します。ここで彼は数学や天文学を、あの地動説を唱えてローマ教会から迫害を受けたことで知られるガリレオ・ガリレイから学び、科学的な思考を身につけていきました。また、パドヴァ大学は16世紀にはヴェサリウスが解剖学を教えていた大学であり、ハーヴェイはヴェサリウスの流れをくむ解剖学を直接学んだことになります。このことが後の血液循環論につながっていったのでした。

心臓のポンプ作用で送り出された血液は、動脈を通って全身へ運ばれ、静脈を通って心臓へ帰ってきます。動脈は心臓から全身へ高い圧力で血液を送りだします。その圧力を測定したのが「血圧」です。一方、静脈は動脈に比べて非常に圧が低く、心臓に帰り着く手前にはゼロになります。このため静脈には血液が逆流することがないように所々に弁がついています

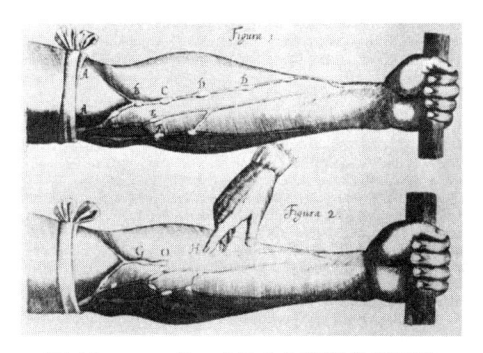

図11　ハーヴェイによる静脈弁の証明
原典：Sigerist, Henry E.（1965）Große Ärzte、München, Deutschland: J.F. Lehmans Verlag（5. Auflage）（1. Auflage 1958）plate 26 p 120

が、このことを証明したのもハーヴェイです（図11）。しかし彼は、動脈と静脈がどのようにつながっているのか明確にはわからなかったようです。動脈と静脈の間にある毛細血管という非常に細い網目状の血管を直接確認するのは肉眼では難しく、ハーヴェイの生きた時代からもう少し時間が経って、顕微鏡が発達してから確認されたのでした。

顕微鏡の発達

医療を発展させていくためには、人の体やその周囲で起こっていることを肉眼的に見て観察するだけでは不十分で、新しい機器が必要になってきます。その中で、顕微鏡は感染症の原因となる微生物を発見したり、人体の細部を観察するため必要不可欠なものといえるでしょう。

顕微鏡をはじめて作ったのは1590年、オランダの眼鏡屋だったハンス・ヤンセンとその息子ツァファリス・ヤンセンとされています。顕微鏡の技術を使って人体、動物、植物に関する多くの新しい事実を発見したのが、イタリアのマルチェロ・マルピーギ（1628〜1694）です（図12）。マルピーギは1661年、人体構造のうち、組織の毛細血管の中を流れる血液を直接観察しました。1628年、ウィリアム・ハーヴェイが血液循環論を確立し、人間の血管には動脈と静脈があることをはじめて報告していますが、彼は動脈と静脈をつなぐ細かい網の目状の血管—毛細血管を発見することができませんでした。マルピーギによる毛細血管の発見は、ハーヴェイの血液循環論に決定的な証拠を付け加えたのでした。

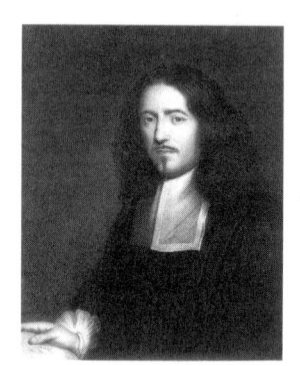

図12 マルピーギ
毛細血管の存在を発見した。
原典：L C Miall. The History of Biology. Watts and Co.

その後、顕微鏡は細菌学の発展に大きく

貢献します。細菌学や原生動物学の父とされているのが、オランダ人のアントニー・ファン・レーウェンフック（1632〜1723）です。レーウェンフックはもともと科学者ではありませんでしたが、微生物や寄生虫などを細かく観察しています。1723年に亡くなるまで、それらの発見を書物として著してはいませんでした。のちの人々が彼の業績を記録として残し、今に伝えられています。

　顕微鏡により、感染症を発症した人の病変には微生物が存在することが明らかになってきました。しかしそれは細菌までの発見で、細菌よりはるかにサイズの小さいウイルスは、レンズを使った光学顕微鏡では見ることができません。ウイルスを詳しく観察するためには電子顕微鏡が必要で、20世紀になるまで待たなければなりませんでした。ちなみに黄熱病の研究で有名な野口英世（1876〜1928）は、黄熱病の原因は細菌であると考え、研究を続けていました。しかし実際はウイルスによるもので、光学顕微鏡を用いて研究を続けていた野口英世は黄熱病の病原体を発見することができないまま亡くなってしまったのです。

第4章　外科の発展

床屋外科

　内科医の祖先が、神々の仕業によって発生した病気を「祈祷」によって治そうとする「祈祷師」であったのに対して、外科医の祖先は、刃物を使って仕事をする散髪屋でした。そこで床屋外科という呼び名が生まれてくるのです。本当のことは定かではありませんが、散髪屋さんの3色のサインポールは、理髪師が外科医を兼ねていた名残だと言われたりします（図13）。つまり、赤は動脈、青は静脈、白は包帯を表しているというのです。しかし、この説には少し矛盾があります。血管に動脈と静脈があることが明らかになってきたのは、ウィリアム・ハーヴェイが血液循環を明らかにした17世紀になってからのことです。一方、3色のサインポールができたのは13世紀のイギリスだともいわれており、歴史的に一致しないことがいくつかあります。

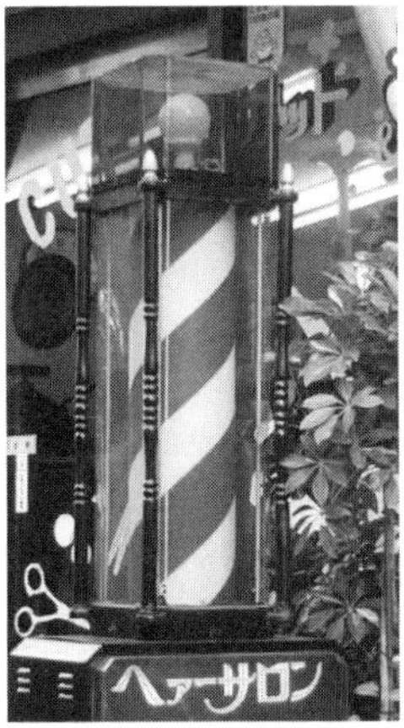

　それはともかく中世には、理髪師兼外科医が職業化されてきました。当時、病気の原因となる悪い血液を取り去ってしまうという目的で瀉血という治療法が行われていました。体から血液を抜き取るためには刃物で体に傷をつけて出血させることが必要で、これはまさしく外科医の仕事だったのです。古代から外科医は、医

図13　理髪店の
サインポール
（著者撮影）

療者というより、刃物を使い人の体に傷をつけて血を浴びて仕事をする人として卑しめられ、不当に低い身分に見られていました。大学の外科学教授は学生に外科の講義はしますが、自らメスを持って手術をせず、医学に関する教養がない助手に実技をさせ、それを学生に見せるだけの存在でした。しかし時代の経過とともに、このように内科医の下働きのような仕事だけをする外科医ではなく、次第に簡単な手術をしたり、骨折の治療や出産の介助などをするなど、専門的な外科医が生まれてきます。

そもそも今の医学・医療を考えると、「外科」と「内科」はその名前の「内」と「外」が逆なのではないかと思いませんか？　内科医は、自分で刃物を使って病気の人の内側を見ることなく治療を行います。つまり、外側から治療をしているにもかかわらず、治療法の名前は「内科的」治療といわれます。それに対して外科医は、刃物を使った手術で直接、病気の人の内側を見て、悪い部分を切り取ったりつないだりして病気を治します。内側に直接手を下しているにもかかわらず、その治療法の名前は「外科的」治療といわれているという矛盾があります。これは歴史的な事実によるものです。昔は刃物を使って治療をする治療はとても体の内側の病気に対応できず、体の外側にできた腫瘍を切除したり、傷の治療など体の表面の治療しかできませんでした。体の内側から発生したと「診断された」病気は、外科医ではなく内科医の担当でした。

無痛手術の始まり

麻酔が開発される前、手術はできるだけ短時間に終えることが求められました。有名な外科医とは、絶望的な悲鳴をあげて暴れる患者を力持ちの助手に押さえつけさせ、すばやく手術をする人だったのです。また術者やその助手たちには、患者の悲鳴が聞こえないように耳栓が必要でした。

無痛手術を実現させたのが、ウィリアム・モートン（1819～1868）です（図

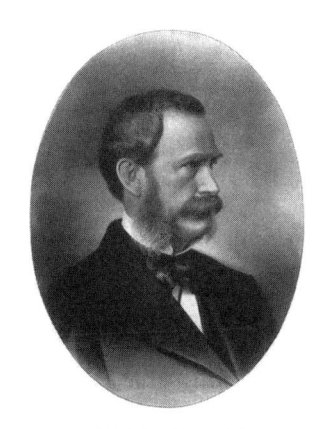

図14 モートン
無痛手術を実現させた。

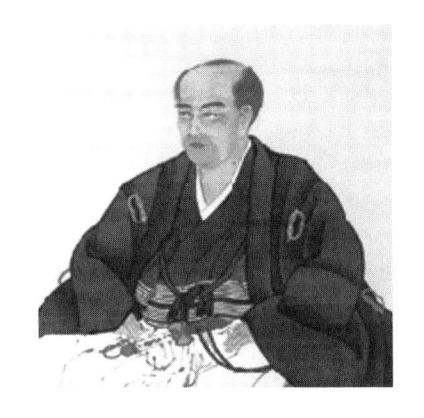

図15 華岡青洲
マンダラゲを使って無痛手術をした。

14)。彼はマサチューセッツ総合病院で、エーテル麻酔の公開実験を行いました。1846年10月16日のことです。外科にとって最も記念すべき日となりました。そしてその公開手術が行われた部屋は、「エーテル・ドーム」として今でもマサチューセッツ総合病院に残されています。モートンの無痛手術の成功は、またたく間にアメリカからヨーロッパに伝えられ、麻酔による外科手術が行われるようになりました。

　ところで、モートンの麻酔による手術より40年以上前に、全身麻酔での手術を成功させた人がいました。日本の華岡青洲(1760〜1835)です(図15)。1804年、マンダラゲ(チョウセンアサガオ)を調合した「通仙散」を用いて全身麻酔を行い、彼の妻の乳ガン摘出手術を行ったのです。しかし時は鎖国中の江戸時代。世界に向けて発表することのなかった彼の業績は、西洋医学の歴史に刻まれることはありませんでした。

術後感染症の克服というもうひとつの大問題

　麻酔手術の成功により、大胆な手術が行われるようになりました。その一方で、術後感染症で体が腐ってくる脱疽が激増してしまいました。ナイチンゲール（1820～1910）（図16）が活躍したことで有名なクリミア戦争（1854～1856）では、戦傷により手術を受けその後亡くなった戦病死者が8万人にのぼりました。手足に傷を受け、手術をした人としなかった人の死亡率はほとんど同じだったのです。術後感染症の克服というもうひとつの難問題が残されたのでした。

　顕微鏡の発達により、生命体が細胞の集合したものであることや、微生物が何らかの機序で病気を発生さることが次第に明らかとなってきます。しかし18世紀まで、「汚い物からウジがわく」など、微生物などの生命は自然に発生するという学説がありました。また、食物が腐敗する原因は微生物だろうという推測はありましたが、その微生物は食べ物の中に自然に発生すると考えられていたのです。この生物の自然発生説を否定するようなさまざまな実験が行われました。そのひとつが肉汁の煮沸実験です。肉汁をそのまま放置しておくと腐敗してきます。この原因が肉汁の中に新たな微生物が発生したためかどうかを確かめるため、この肉汁を入れたフラスコを一度煮沸して密栓すると腐敗しない、という実験結果が発表されました。しかし、この実験結果には異論が唱えられました。煮沸して密閉すると外部の空気が入らないので、瓶の中で微生物が生まれるための新しい空気が不足してしまった可能性はないのか、という疑問です。

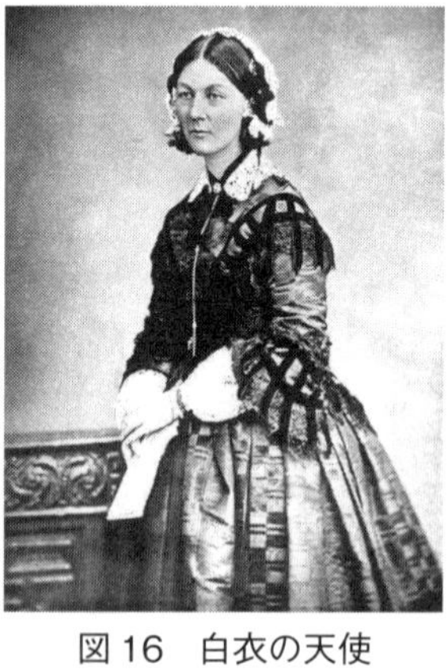

図16　白衣の天使
　　　ナイチンゲール

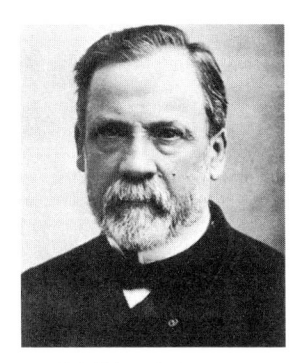

図17　パスツール
生物の自然発生説を否定。

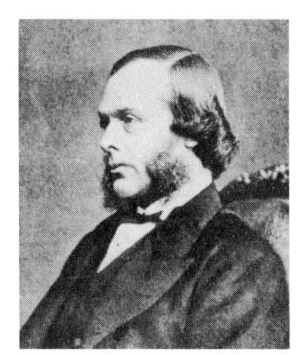

図18　リスター
石炭酸消毒で手術をした。

　この疑問を見事に解決したのがルイ・パスツール（1822〜1895）です（図17）。彼は鶴首フラスコと言われる実験器具を用いて、肉汁の煮沸実験を行いました。フラスコの首を鶴のように伸ばして曲げ、空気の出入りはあるものの微生物は混入しないようになっていました。その実験の結果、肉汁を煮沸した後、新しい空気が入る環境にしておいても微生物が発生しないことが明らかになり、生物の自然発生説が否定されました。パスツールの実験は、微生物学、細菌学の基礎を作り、その後の感染症克服に向けて医学の発展に大きく貢献する画期的なものでした。

　パスツールにより微生物の自然発生が否定され、空気中の微生物が原因で腐敗が始まることが明らかにされました。そこで手術などの後、傷口からの化膿は侵入した微生物が原因であり、手術時の消毒は術後の感染症予防につながると考えた人物が現れました。イギリスの外科医、ジョセフ・リスター（1827〜1912）です（図18）。彼はゴミの消臭剤として用いられていた石炭酸（フェノール）の存在に気づきました。ゴミから出る腐敗臭も微生物の影響だとすると、石炭酸は消毒剤として用いることが可能と考えたリスターは、石炭酸を染み込ませた布を傷口にかぶせる方法で術後の腐敗を予防することに成功しました。その後、手や手術器具を石炭酸で

消毒し、手術中に噴射器を用いて、石炭酸液を噴射しながら手術を実施しました。その結果、それまでの手術では術後、傷口から化膿することが当たり前であったのに、化膿せずに傷口が治るという画期的な発見がなされたのです。リスターの業績は麻酔法の発達と相まって、以後の外科手術の様相を一変させることとなりました。

その後、毒性の強い石炭酸に替わってヨードチンキなどの消毒剤が発見され、手術器具の消毒も、高圧・高熱で行うという現代の器具滅菌法の基本となる方法が開発され、消毒したゴム手袋を使用して手術をするなど、現代における無菌手術の基本的スタイルが確立されていきました。

新しい外科治療

麻酔法が開発され、また無菌手術が可能になり、それまで外科手術を妨げていた2大要因が解決されるようになると、19世紀後半に外科は現代の姿につながる飛躍的発展を遂げていきました。それまで医学という学問的には、外科医は内科医に比べて少し地位が低いとも考えられていましたが、ここに至って外科は、内科と対等あるいは優位な地位になってきたのです。

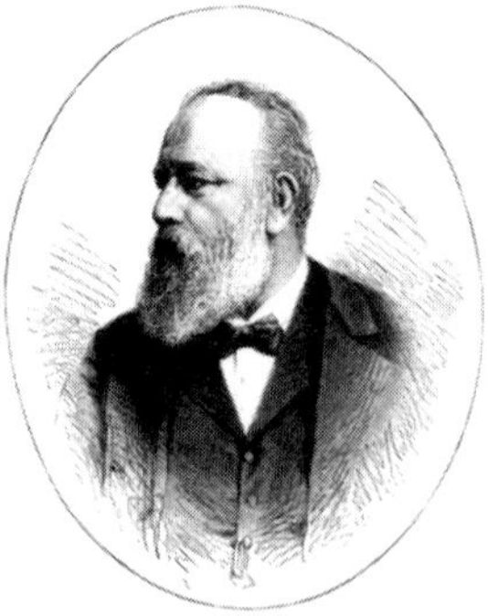

19世紀には、現代の外科学教科書に名を残す外科医が数多く現れました。それまで外科手術といえば、骨折や外傷などに対するものが多かったのですが、テオドール・ビルロート（1810〜1887）（図19）は消化器外科を確立していきました。

1881年1月29日、胃の切除をするという前人未到の大手術が、ウィーン大学の外科学教授であったビルロートにより行われ

図19　ビルロート
消化器外科に名を残す。

ました。胃切除後、食道と腸を縫合する必要がありますが、その方法が現在の外科学教科書にも記載されているビルロート法です。ビルロートは胃切除だけでなく、卵巣のう腫の切除、食道切除などの大手術を次々と成功させました。また多くの外科医を弟子として

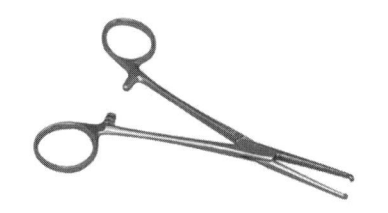

図20 コッヘル鉗子
外科医コッヘルが考案した。

育てました。その中で最も有名なのは、エミール・テオドール・コッヘル（1841～1917）です。外科手術の時などに物をはさんだり引っ張ったりする鉗子という医療器具がありますが、先端が針状になっているものをコッヘル鉗子といいます。彼が考案したものですが、今でも医療者がコッヘルというとこの鉗子のことを意味しています（図20）。

血液型の発見

　手術は人間の体にメスを入れるのですから出血が生じ、輸血が必要となる場合も多くみられます。輸血の歴史は古く、1600年代には子羊など、動物の血液を人間に輸血することが実験的に行われていました。輸血を受けた人間がすぐには悪影響を受けない場合もありましたが、輸血直後に死亡してしまうことが相次ぎ、危険性が認識されて行われなくなっていました。

　19世紀になり、人間の献血者から入手した血液を用いて人間に輸血することが試み始められました。イギリスの産科医ジェイムズ・ブランデル（1790～1877）は、分娩時の大出血でショック状態に陥った5人の産婦に対して人の血液を用いた輸血を試みましたが、全員死亡してしまう結果となり殺人罪に問われる事態となりました。その反面、同じように実施された輸血が成功し、命が救われる場合もあり、輸血は必要な場合もあるけれ

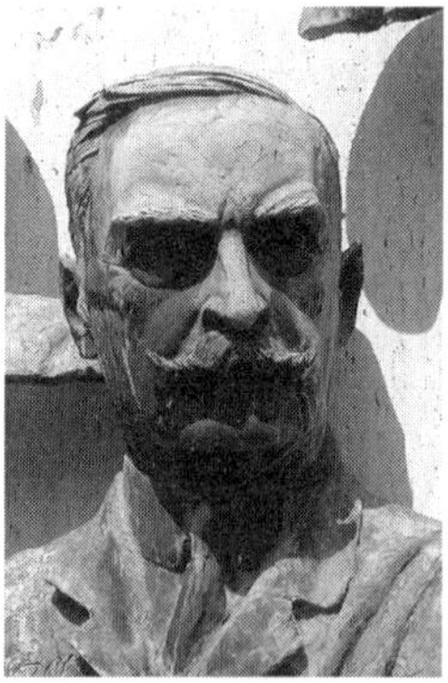

図21 ランドシュタイナー
血液型を発見した。

ど大変危険な医療手法である、さらに輸血が成功する場合と大失敗に終わる場合の両面がある理由が、その当時の人々には理解できませんでした。

この理由が1901年、オーストラリアの医師カール・ランドシュタイナー（図21）による血液型の発見により解明したのです。彼は人間の血清には他人の赤血球を凝集させる物質があることを知り、血液型にはＡ型、Ｂ型、Ｏ型、そして後にＡＢ型の血液型があることを発見しました。血液型の異なる輸血を行うと赤血球の免疫反応により血液が凝固してしまい、有害な反応を起こして輸血を受けた人が死に至ることを説明したのです。このＡＢＯの血液型の他、Rh陽性と陰性の血液型があることも発見し、これらの功績により1930年、ランドシュタイナーはノーベル賞を受賞しました。

ランドシュタイナーの功績は、輸血療法を確立させる基礎を作り、外科の発展に大きく寄与しただけでなく、後世になって発展する免疫学や臓器移植の際の拒絶反応を説明する理論の基本となり、先進医療発展への道を作ったのでした。

第5章　診断法の進歩

体温計と体重計

　現在の医療で最も基本的で簡単な検査項目は、体温や体重の変化を見ることです。これらは今、当たり前のように体温計や体重計が使えるからですが、医療の歴史上はじめて体温計や体重計を作ったのは、中世イタリアの医師サントロ・サントーリュ（1561～1636）で、一般的にサントリオと呼ばれています。イタリアのパドヴァ大学において地動説で有名なガリレオ・ガリレイの同僚でした。

　温度が上がると空気が膨張することを利用した温度計はガリレオがすでに考案していたのですが、サントリオはそれをそのまま体温計に応用しただけのものです。曲がったガラス管を水の入った容器に立て、ガラス管のもう一方の端についているガラス球を口に加えると、ガラス球やガラス管の中の空気が体温によって膨張し水を押し下げます。ガラス管に「適当に」目盛りをつけておき、水位の変化で体温を見るというものでした。温度自体がいい加減なもので、現在のように、お湯が沸騰するのが100℃、水が凍るのが0℃というように絶対的な基準もなかったようです。しかし、人の体の状態を客観的なデータとして初めてとらえた画期的な試みであったことには間違いありません。

　もうひとつ、サントリオが作って生理学の実験をしたのが体重計です。自分自身がその体重計の上で生活をしました。つまり食事や排尿、排便も含めた日常の生活を大きなハカリの上で過ごしたのでした（図22）。何を

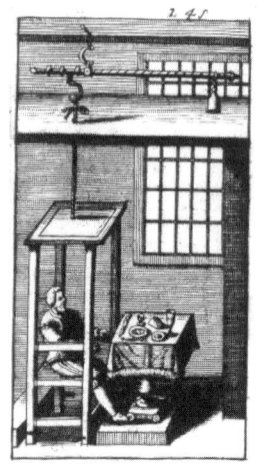

図22 秤の上で食事するサントリオ

研究したかったのかというと、食べた物や飲んだ物がそのまま排泄されると体重は変化しないはずだが本当にそうなのかどうか、ということです。その結果わかったことは、食べた物や飲んだ物の重さより、排泄物の重さがはるかに少ないということでした。つまり、「口から入った物の一部は知らない間にどこかへ消えてしまっている」ということです。これが、現在で言う「不感蒸泄」や「基礎代謝」で、人の水分は気がつかない間に汗となって蒸発してしまうことや、栄養分が体の中で代謝されるという事実です。これらの現代生理学の基本となる現象をはじめて証明したのでした。

サントリオの業績は、「医学研究にはじめて物理学を応用した」ということです。歴史上の知名度では大学の同僚だったガリレオよりはるかに知られていないサントリオですが、医学・医療が発達する歴史の中で、彼の功績は多大なものでした。

病理解剖学の確立

体の組織や細胞を調べて病気の診断を確定させるのが病理学です。例えば、ガンを確定診断して摘出手術をするには、可能なら体の組織を一部採取して、その中にガン細胞が存在することの確認が必要になります。もし生前に確定診断ができなかった場合でも、患者が亡くなってから解剖をして、生前の臨床診断が正しかったのか、あるいはその解剖所見と臨床症状がどのように関連するのかを調べること（病理解剖学）は、医学的知識の発展に重要です。

第5章　診断法の進歩

　「病理解剖学」を確立させたのが、18世紀イタリアの解剖学者のジョバンニ・バチスタ・モルガーニ（1682〜1771）です。彼はひとりコツコツと多くの疾患で亡くなった人の解剖を続け、生前の病状と解剖の所見を詳しく比較検討し、疾患の病態解明をしていきました。1761年、モルガーニが79歳という高齢になったとき、『解剖によって明らかにされた病気の座と原因』と題する18世紀で最も傑出した医学書を著しました。この本は実際のあらゆる疾患について記されており、ある病気は決まった場所に決まった病変として現れることをつきつめています。例えば、脳卒中はそれまで何らかの原因で脳が損傷されるものと考えられていましたが、その原因は脳血管が障害されて起こることをはじめて述べています。さらに脳卒中による片麻痺（半身不随）の神経症状は損傷を受けた側ではなく、反対側に生じることを明らかにしました。

　この本では病気の発生がどのような理論的原因で起こるのかについては一切触れていません。ただ単に、臨床症状と解剖所見の事実だけを淡々と記載しています。事実だけを述べることは学問的に重要で、医学・医療には注意深い観察が必要であることを説いています。これがその後、臨床医学に受け継がれ、医学という学問を「実証的科学的医学」へと導きました。

内科診察法の進歩

　一方、内科的診察で基本となるのは古来の4つの診察手技、つまり、視診、触診、打診、聴診の4つですが、このうち打診法と聴診法が相次いで開発されたのは1800年前後のことです。

　打診法を発明したのはオーストリアの医師レオポルド・アウエンブルッガー（1722〜1809）です。アウエンブルッガーの実家はグラーツで旅館をしていました。旅館の外には宿泊客に提供するワインの樽がいくつもあったのですが、そのワイン樽の外側を叩いて中にワインがどれだけ入ってい

るか調べていたのを見て、打診法を見つけたといわれています。ワインがいっぱい入っていると、叩いたときドンドンというあまり響かない濁音が聞き取れますが、ワインが空になるとトントンと太鼓のように響く鼓音となります。人の体では胸を叩いたとき、肺に腫瘍があったり水が溜まっていたりする部分は濁音になります。正常な肺は空気が多く含まれているので鼓音になります。心臓の上を叩くと、心臓は筋肉のかたまりの中に血液が満たされた状態ですから、やはり濁音になります。もし心臓肥大があると濁音の範囲が広くなることから、打診法でこれを発見することができます。これらのことが正しいかどうかをアウエンブルッガーは亡くなった人を解剖し、体の中の状態と打診所見を比較して確認したといいます。

　聴診法を開発したのはフランス人医師ルネ・ラエンネック（1781〜1826）です（図23）。ラエンネックが、ある太った女性の胸に耳を当てて呼吸音を聴こうとしましたが、聴き取りにくかったのでノートを丸めてその女性の胸に当ててみました。すると、直接耳を胸に当てるよりはるかによく呼吸音が聞こえたのです。これが聴診器を発明するきっかけとなりました。そして木製の聴診器を作り、それにより得た呼吸音などの所見と解剖所見を比較検討して、病気の症候と病態の関係を次々に明らかにしていきました。しかしこの診察法が一般に定着するまで、50年程必要でした。当時は患者を裸にして診察する習慣もなかったためとされています。

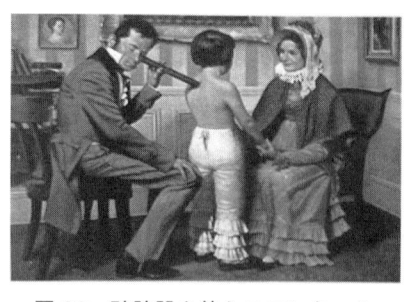

図23　聴診器を使うラエンネック

　ところで、これら打診法や聴診法の開発は、医療者と患者の関係に微妙な変化を生みました。それまでは病気の診察に当たって入手できる情報は、患者の訴えがほとんどで、医療者は患者の話をよく聴かないと診療ができませんでした。しかし打診や

第5章　診断法の進歩

聴診を用いることにより、医療者は自分から病気の情報を収集することができるようになったのです。そのため、患者の訴えに聴く耳を持たないで病気の診断が行われてしまうという、不適切な関係が生じてきました。

X線の発見

体の中はどのようになっているのか、切り開かなくても見透すことができれば、病気を診断するための情報としてこれほど有用なことはありません。現代の医療で欠くことのできないX線を発見したのは、ドイツのヴュツブルグ大学の物理学教授であったウィルヘルム・レントゲン（1845～1923）です（図24）。

X線の発見は偶然の出来事でした。レントゲンは、陰極線についてひとりで実験していました。それまですでに、ボン大学のフィリップ・レナルト（1862～1947）により真空管に電気を通すと陰極線という放射線が発せられることが発見されていましたが、レントゲンは自分の研究を深めるため、レナルトの実験を追試しようとしていました。1895年11月8日金曜日の夜、衝撃の新事実が発見されました。実験室を真っ暗にして、太い真空管を銀紙と黒いボール紙で覆って通電すると、その真空管から少し離れたところに置かれた蛍光物質を塗ったスクリーンが光りだしました。スクリーンの前に鉛の棒をかざすと影ができ、さらにその棒を持った自分の手の骨が影となってスクリーンに映し出されたのです。つまりこの光線は人の体を通して、骨を見透すことができるというのです。レントゲンは1カ月半の間ひとりで実験室にこもってこれを確かめた

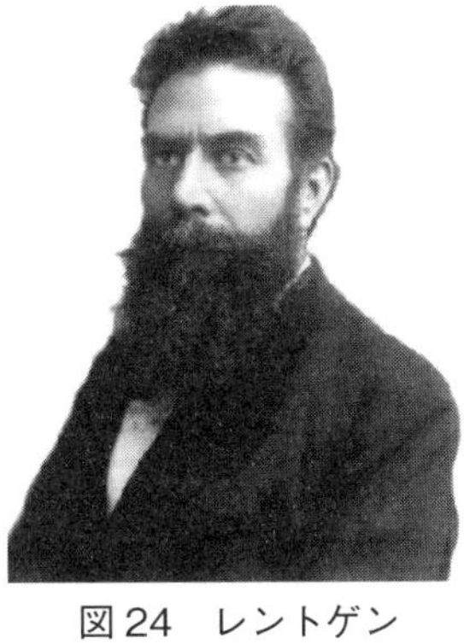

図24　レントゲン
X線を発見した。

後、1895 年 12 月 28 日、ビュルツブルグの物理学医学協会に論文として発見した事実を報告しました。この光線は今まで知られていなかったもので、未知の光線であることからＸ線と名付けられましたが、よく発見者の名をとってレントゲン線といわれます。

　この衝撃の事実はまたたく間に世界を駆け巡りました。はじめのうちはＸ線が自分の骨を映し出すことから記念写真のように撮られたり、靴屋は足の骨をＸ線写真で調べて形の合った靴を作るサービスをするなど、今では考えられないようなデタラメなことがあちこちで行われていました。何がデタラメかというと、言うまでもなくＸ線が人の体に有害であること、つまり放射線障害が知られていなかったためです。レントゲン自身の体にも、皮膚に腫瘍ができたり、髪の毛が抜けるといったことが起こっていました。Ｘ線は便利なものだけれども、適切な使い方をしないと体の細胞に障害されることが後年になってわかってきました。Ｘ線のこの細胞障害の性質を病気の治療に使ったのが放射線療法で、悪性腫瘍などに向けてＸ線を照射すると、腫瘍細胞が死んでしまうというわけです。

　なお言うまでもありませんが、通常、病気の診断や健康診断に使われるＸ線は、妊婦のお腹にいる赤ちゃんに対してという特殊な場合でない限り、人の体に安全な放射線量で管理されています。

第6章　感染症との戦い

天然痘撲滅－種痘法の開発

　天然痘は疱瘡あるいは痘瘡ともいわれ、18世紀まで不治で致死的な病と恐れられていました。原因は、天然痘ウイルスが空気中から、あるいは病気の人と接触することにより感染するものでしたが、死亡率は30%～40%とされ、死亡を免れても皮膚障害などの後遺症が残り、18世紀のヨーロッパでは、全人口の3分の1の人に天然痘後遺症があったとされています。

　この天然痘を予防し撲滅する道を開いたのが、イギリス人エドワード・ジェンナー（1749～1823）です（図25）。その当時、天然痘に罹患した人でも、幸い軽症ですんだ人は二度と天然痘にはかからないことが知られていました。また人に発病する天然痘が牛や豚などの家畜にもみられ、牛痘といわれており、酪農家で牛痘にかかる人もいましたが、人の天然痘のように致死的でもなく、そのあと天然痘に罹患することはありませんでした。これらに注目したジェンナーは、牛痘に罹患した酪農家の女性の皮膚から膿を採取し、人に接種することを決意します。接種を受けたのはジェームス・フィリップスという8歳の少年で、ジェン

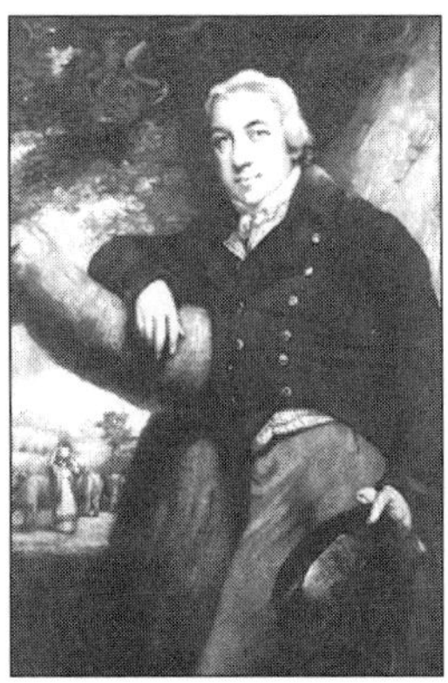

図25　ジェンナー
種痘法を開発した。

ナー家の使用人の息子でした。少年の皮膚に傷をつけ、そこに牛痘患者から採取した膿を接種しました。そして1～2カ月後、今度はその少年に天然痘の患者から採取した膿を投与しました。しかし、フィリップス少年は天然痘に罹患しませんでした。1796年、この歴史的な人体実験が行われたのです。予防接種のワクチンという言葉は当時、牛痘の事を「ワクシニア」と呼んでいたことから、後年ジェンナーに敬意をはらって命名されたといわれます。

その後、この天然痘予防接種（種痘法）は次第にヨーロッパ中で行われるようになり、天然痘患者は激減していきます。1977年、最後の天然痘患者が報告されて以来、世界中で天然痘は完全に撲滅されます。1980年、世界保健機関（WHO）は天然痘撲滅宣言を発表しました。ジェンナーの人体実験から200年ほど後のことでした。天然痘ウイルスは今後の研究のためにと、少し前までアメリカとロシアに保管されていましたが、生物テロに使われる危険もあるとのことから、すべて抹消されてしまいました。つまり人類は地球上から天然痘の病原体を完全に消し去ることに成功したのです。

なお、ジェンナーは自分の息子を使って最初に牛痘ウイルスを接種し、種痘法を開発したと伝記に書かれていることがありますが、実際は自分の息子を使った人体実験は成功しませんでした。最初に人体実験に成功した被験者のフィリップス少年に対して、ジェンナーは深く感謝し、家一軒を贈り、生涯友好関係を持ち続けたそうです。

ワクチンの開発と免疫学の原点

第4章で述べたように、ルイ・パスツールは生物の自然発生を否定しましたが、彼はまたワクチンによる予防法に道を開いたという医療における大業績を残しました。

第6章 感染症との戦い

　狂犬病は、狂犬病の犬に噛みつかれた人が、水を恐れて決して飲もうとはせず、ほとんどが死に至ることから、恐水病などとも呼ばれ、致死的な病気でした。狂犬病の原因は狂犬病ウイルスであることは、その後、明らかにされていますが、パスツールはこれを狂犬病の原因になる毒のようなものと考えました。これを何倍にも薄めて犬に投与しておくと、狂犬病に対する抵抗力がつくのではないかと考えたのです。病原体を薄めて発病しない状態にしたものを投与し、病気の発生を予防するという「ワクチンによる免疫」を考えつきました。ワクチン投与された犬と、投与していない犬の2つの群に狂犬病ウイルスを投与すると、ワクチン非投与犬は皆死亡しましたが、投与犬は健康な状態を示すことがわかりました。

　この狂犬病ワクチンを実際に使用するには、人に投与する臨床実験が必要です。1885年、たまたま狂犬に噛まれて運び込まれてきた男の子にワクチン注射を行うと、男の子はみごと救われました。このニュースはヨーロッパ中に広まり、パスツールの所へ野良犬に噛まれた多くの人が押しかけました。この発見は感染症制御という意味合い以外に、今日の免疫学の基礎となりました。

感染症発症の機序解明と結核菌発見

　パスツールによる生物自然発生の否定、ジェンナーやパスツールによるワクチン開発、さらにリスターの消毒法開発など、徐々に細菌などの微生物が病原体となって発生する感染症克服への道は切り開かれていきました。しかし、感染症に罹患した生体には細菌が確かに存在することが明らかにされても、その細菌が感染症の原因とする機序は明確ではありませんでした。その難問を解決したのがドイツの一地方で医師をしていたロベルト・コッホ（1843～1910）でした（図26）。

　コッホはウォルシュタインというドイツの田舎町の診療所で、医療に従

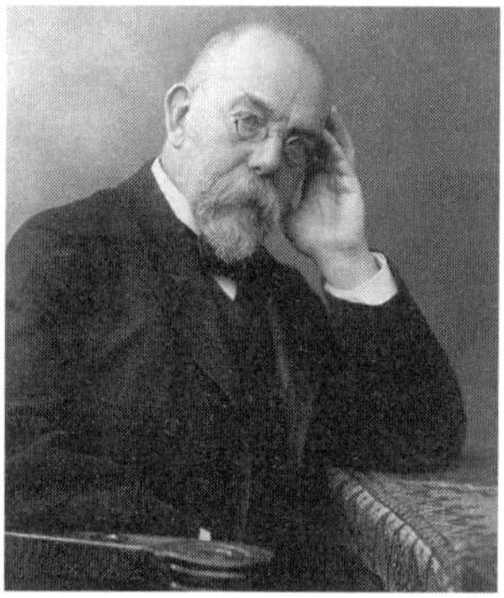

図26 コッホ
結核菌を発見した。

事していました。その地方では羊に炭疽病という原因不明の病気が流行していて、1つの村の羊が全滅するような事態が起こっていたのです。死んだ羊の血液中から糸状の細菌が発見されていましたが、これが炭疽病の病原体であるという証明はできていませんでした。コッホは炭疽病で死んだ羊の血液をネズミに接種してみました。するとそのネズミは、コッホの予想通り、死んでしまいました。さらに試行錯誤を繰り返して、その炭疽病で死んだ羊の血液中に存在する微生物を培養することに成功します。そして培養された微生物を別のネズミに接種すると、ネズミは炭疽病に罹患し死んでしまうことが確認されたのです。その微生物は炭疽病の病原菌であることが証明され、炭疽病菌と命名されました。

　コッホが実験した一連の手技は、「コッホの三原則」として今でも通用する理論です。つまり、（1）伝染病に罹患した生体には特定の病原体が存在する、（2）その病原体は生体外で分離・培養される、（3）その分離・培養された病原体で別の生体にその疾患を再現することができる、というものです。

　コッホはこれらの業績が認められ、ベルリンの国立衛生院研究室の主任に迎えられました。そして、次々と感染症の病原体を同定していきます。なかでも最も衝撃的なのは結核菌の発見でした。大昔から、人類は死の病「結核」に苦しめられていましたが、1882年3月、ベルリン医学会でのコッホによる「結核菌発見」の報告は、人々に世界はこれで結核から逃れることができると期待を与えたのでした。

　人々の期待に応えようと、コッホは結核菌の培養液から結核の治療薬と

して「ツベルクリン」を作り出しました。残念ながらツベルクリンは結核を治す薬ではないことがわかり失敗に終わります。しかしツベルクリンは今でも結核の診断に用いる「ツベルクリン反応」の試薬として使用されています。

結核菌のほか、やはり死の病であるコレラの病原体コレラ菌も発見したコッホは、ベルリン大学の教授に迎えられ、ここで多くの弟子たちを育てていきます。日本の北里柴三郎（1853～1931）もその1人です。

フランスのパスツールとドイツのコッホの2人は、「近代細菌学の父」と呼ばれています。そして、この両巨頭のグループはお互い闘争心に燃えて、切磋琢磨しながら医学の発展に貢献していったのでした。

抗菌薬開発の原点

長い医療の歴史の中で、感染症との戦いは医療者の最大の課題でした。これまで見てきたように、パスツールによる生物自然発生の否定やワクチンの開発、コッホによる結核菌やコレラ菌の発見と感染症発症機序の解明、リスターらによる消毒法の開発などは、感染症の予防法に道を開いたものでした。しかし実際に感染症が発症してしまったとき、これをどのように制御するのか、つまり、感染症の治療法を確立する課題が残されていました。結核菌を発見したコッホも、その治療薬開発には失敗したことは上述のとおりです。

20世紀になって性行為により感染する性感染症のひとつである梅毒の治療薬を発見したのはパウル・エールリッヒ（1854～1915）です（図27）。梅毒は放置すると全身症状が進行して、最終的に脳がおかされ死亡してしまう恐ろしい病気です。しかしその原因は、スピロヘーターという病原微生物のひとつである梅毒トレポネーマが感染して発症するということはすでにわかっていました。そこでこの梅毒トレポネーマを死滅させる薬品を

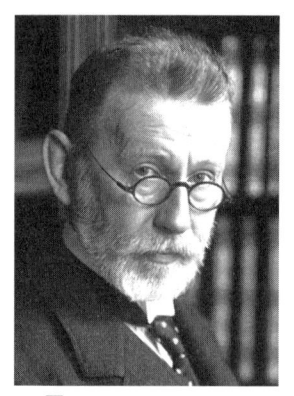

図27 エールリッヒ
梅毒の治療薬サルバルサンを発見した。

創出することができれば、梅毒を治療することができます。化学技術の進歩はさまざまな化学物質を作り出すこととなりましたが、多くの化学物質の中で、人体には無害で病原微生物だけを傷害する物質を選別することができれば、それがその感染症の治療薬になるわけです。

　エールリッヒは自身の研究所に留学していた日本人、秦佐八郎（1878～1938）とともに合成された無数のヒ素化合物をひとつずつ動物実験により調べ続けました。そして1910年、ついに梅毒に有効な化学物質を発見したのです。サルバルサンと命名されたこの薬品は、医療の歴史で最初の合成化学療法薬品として、多くの梅毒患者を救うことになりました。化学薬品を使った薬物治療を化学療法といいますが、エールリッヒは化学療法の創始者となったのです。なお抗ガン剤もほとんどが化学薬品ですから、ガンに対する抗ガン剤治療も化学療法のひとつです。

　エールリッヒは免疫学においても業績を残しています。病原体、つまり抗原を免疫反応により除去する抗体が産生されるのは、白血球の表面に抗原の受け皿、つまり受容体（レセプター）があり、これに抗原が結合すると細胞が刺激されて抗体となるという「側鎖説」を確立しました。これらの業績によりエールリッヒは1908年、ノーベル賞の医学・生理学賞を受賞しています。

ペニシリンの発見

　最もよく知られている抗生物質のペニシリンが発見されたのはまった

第6章　感染症との戦い

くの偶然でした。イギリス人医師、アレクサンダー・フレミング（1881～1955）がロンドンのセントメリー病院で働いていた1914年、第1次世界大戦が始まります。病院には多くの負傷兵が運び込まれ、その多くは傷口が化膿してくるのですが、当時の医学ではこれを治すことができませんでした。リスターの石炭酸は消毒薬として手術時の化膿の予防には有効ですが、いったん化膿してしまった傷口を治すことはできません。フレミングは化膿、つまり細菌感染を治療する方法はないものかと、細菌の研究を始めます。ブドウ球菌を培養皿で増殖させる実験をしているとき、培養皿のひとつをうっかり窓際に放置したまま忘れていたのですが、後で気づいたとき、その培養皿に青カビがはえてしまいました。培養の実験は失敗で、普通ならそれはゴミ箱行きになるところですが、その培養皿をよく見てみると、青カビのはえた周囲だけはブドウ球菌が死滅していることにフレミングは気づいたのです。もしかすると青カビの成分には細菌を死滅させる成分があるのではないかと考えた彼は、青カビの濾過液から細菌を殺す作用のある物質を発見します。青カビの属名であるペニシリウムの名をとって、その殺菌作用のある物質をペニシリンと命名しました（図28）。1928年のことです。

　フレミングはペニシリンの殺菌作用について1929年に論文を発表しましたが、当時はあまり注目されませんでした。なぜなら彼はペニシリンの塗り薬を作って化膿した傷口に塗ると石炭酸よりよく効くことまでしか確かめて発表しておらず、現在のようにペニシリンの飲み薬や注射薬など全身的に投与することまで考えが及んでいなかったのです。優れた、そして世界初の抗菌薬ペニシリンが医学の世界で認知されるまでにはもう少し時間が必要でした。

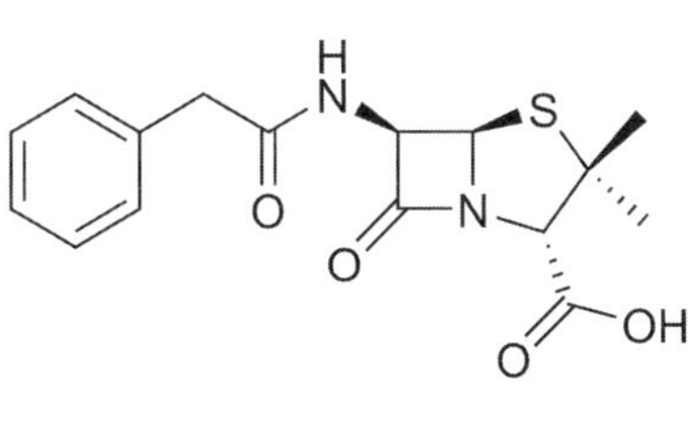

図28　ペニシリンの構造式

その後、フレミングによって著されたペニシリンに関する論文に注目したのが、イギリスのオックスフォード大学教授であったハワード・フローリー（1896～1968）です。あたかも第2次世界大戦の真っ最中にあって、ナチスドイツによるヨーロッパの武力制圧が進んでいた時で、フローリーはナチスから逃れてイギリスで研究生活を送っていたユダヤ系ドイツ人のエルンスト・チェーン（1906～1979）らと、ペニシリンの研究チームを作りました。そしてナチスドイツの空爆をかいくぐって続けられた研究の結果、ペニシリンの注射薬が開発され、1940年、権威ある科学雑誌ランセットにペニシリンは全身に強力な抗菌効果を持つことが発表されました。

　第2次世界大戦で多くの戦傷者を出していた欧米各国は、戦時の政策として、武器の開発とともに、ペニシリンの大量生産技術の開発に力を注ぐことになりました。その結果、それまで戦傷がもとで感染症により亡くなっていた多くの人命を救うことになったのです。

　第2次世界大戦が終結した1945年、ペニシリンの発見者フレミング、そしてそれを用いた治療法を確立したフローリー、チェーンの3人はそろってノーベル賞を受賞したのでした。

第7章　20世紀の偉大な発見

インスリンの発見

　血糖値をコントロールするインスリンは、膵臓のランゲルハンス島という他の細胞とは異なる塊で作られます。ランゲルハンス島は1869年、ベルリン大学の病理学教授ルドルフ・ウィルヒョウ（1821〜1902）の指示で研究していた医学生パウル・ランゲルハンス（1847〜1888）が発見し、その名がつけられています。その後、ランゲルハンス島は糖代謝に関係する物質を分泌しているのではないかということがわかり、膵臓を摘出した犬が糖尿病になることから、膵臓から糖尿病を阻止する物質が抽出できないか、という多くの実験が繰り返されましたが、ことごとく失敗に終わっていました。なぜなら、膵臓は食べ物の栄養分を消化する消化液を分泌しているので、その未知の物質が消化液で壊されてしまっていたからです。

　1920年、カナダで整形外科の開業医だったフレデリック・グラント・バンティング（1891〜1941）（図29）は医学雑誌で「膵臓の管がつまると消化液が出なくなってしまう」ことを知り、実験動物の膵臓の管をしばって膵臓の消化液を分泌する細胞を萎縮させてしまえば、残りの細胞から血糖値を下げる物質が取り出されるのではないかと考えまし

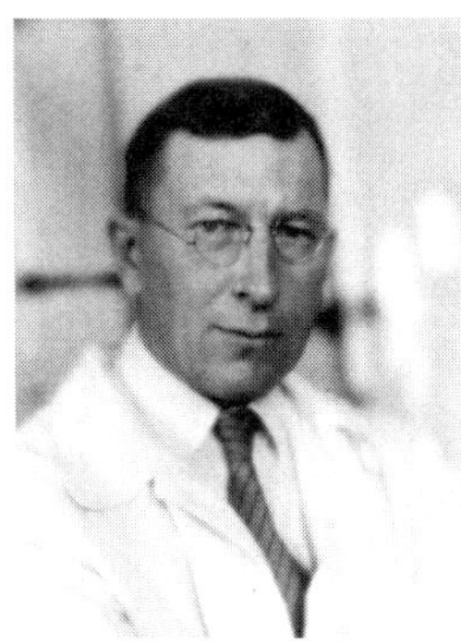

図29　バンティング
インスリンを発見した。

49

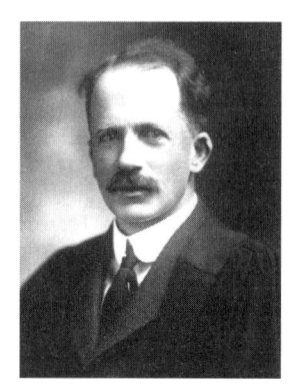

図30 マクラウド
バンティングにインスリン発見の機会を与えた。

た。1921年、バンティングはトロント大学の生理学教授で糖代謝の権威であったジョン・ジェームズ・リカード・マクラウド（1876〜1935）（図30）に、この実験をさせてもらえないかと話をもちかけました。しかしマクラウドははじめのうち、素人同然のバンティングに研究ができるわけがないと取り合ってくれませんでした。何度も頼み込んだ末、マクラウドは自分が夏休みの8週間だけ研究室を使うことを許可し、何匹かの実験用の犬と、チャールズ・ハーバート・ベスト（1899〜1976）という医学生を助手としてつけてくれました。

約束の8週間が過ぎようとした頃、バンティングとベストの2人はついに犬の膵臓から血糖値を下げる物質を抽出することに成功したのです。ただ2人が抽出したその物質は、作用が弱く混雑物が多かったので人に投与することはできません。それを強い作用をもつ物に精製したのが、アルバート大学生化学のジェームス・バートラム・コリップ（1892〜1965）です。そしてその物質はランゲルハンス島から分泌されることから、ラテン語の「島」を表すインスーラ（insula）に由来してインスリン（insulin）と命名されました。1922年、コリップにより精製されたインスリンは、世界ではじめて、インスリンが分泌されないタイプの1型糖尿病に苦しんでいた14歳の少年に投与されたのでした。

最初に未知の物質を抽出したのはバンティングとベストですが、マクラウドやコリップの力がなければ「インスリンの発見」はありませんでした。後にバンティングとマクラウドの2人がノーベル賞を受賞しましたが、この2人はあまり仲がよくなかったそうです。

遺伝学の始まり

　現在の医療において、遺伝子治療など遺伝学に立脚した医療は先端医療技術のひとつになっています。その遺伝についての考え方を最初に解明したのがオーストリアの修道士グレゴリー・メンデル（1822〜1884）です（図31）。彼は15年間にわたってエンドウマメの交配実験を続けて、1865年、有名なメンデルの遺伝法則を発見し学会や学術雑誌に発表しています。しかし当時、この重大な発表は理解し受け入れられることはなく、広く認められたのは20世紀に入ってからのことでした。

　それまで、子は親に似るという遺伝の概念は当然知られていましたが、両親の性質が入り混じって子に伝わるとしか考えられておらず、系統的な理論はわかっていませんでした。メンデルが明らかにしたもののひとつに次のようなものがあります。

　エンドウマメには丸いマメとしわのあるマメがあるのですが、これをかけ合わせると丸いマメしかできません。しかし同じ世代の丸いマメどうしをかけ合わせると、次の世代には丸いマメ3つに対してしわのあるマメが1つできました。図32に示すように、双方の親がもつ遺伝要因を子に伝えるためにはAA、Aa、aaなど2つづつの因子が必要で、両親からひと

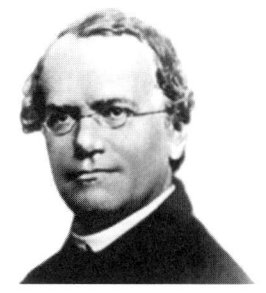

図31　メンデル
遺伝の法則を発見した。

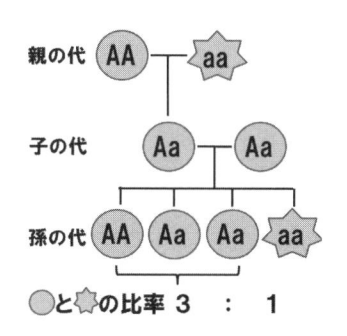

図32　エンドウマメの遺伝形式

つづつAあるいはaをもらって子ができると考えたのです。そしてAがひとつでもあると丸いマメになり、aaのようにAがひとつもないとしわのあるマメができるとすると交配実験で得られた事実を説明することができると考えました。

　これらのことは今では中学、高校の理科・生物にでてくることで遺伝の基本ですが、これを発見したのは医学や生物学の専門家ではなく、修道院の裏庭でエンドウマメを栽培していた修道士であったことは興味深いことです。そして彼のこの発見は20世紀になって遺伝子という概念に統一され、DNAが遺伝子の本体であること、そしてそのDNAの基本構造が解明され、遺伝技術を用いた医療へと進歩していったのです。

遺伝子の本体"DNA"の発見

　メンデルにより概念が確立されてきた遺伝の法則を発展させるためには、その遺伝形質を伝える本体である遺伝子を解明していく必要があります。現在では、遺伝子の本体はDNA（デオキシ・リボ核酸）という核酸の一種であることは一般にもよく知られています。しかしはじめのうちは、遺伝子の本体は何らかのタンパク質だろうと考えられていました。

　核酸を発見したのはスイスの生化学者、フリードリッヒ・ミーシャー（1844～1895）ですが、彼は遺伝の解明をめざしていたのではありませんでした。血液中に存在する細胞のうち白血球の生化学的構造を究明するため、病院から出る医療廃棄物である包帯に付着した血液から白血球を集めてその構造を研究していたのです。生物体の細胞は細胞質の中に核が存在しますが、血液細胞では核があるのは白血球だけで、赤血球や血小板には核は存在しません。その核の構造を調べているうち、タンパク質の他にリンを多量に含んだ物質を発見し、これをヌクレインと命名しました。1869年のことです。彼は、このヌクレインの機能はリンを貯蔵するものだろう、

という程度にしか考えていなかったのでした。しかしこれこそが、遺伝学の発展につながる重要な発見だったのです。後にヌクレインから核酸が分離され、その成分の詳細が明らかにされていきました。

　アメリカにあるロックフェラー研究所のオズワルド・エイブリー（1877〜1955）は、肺炎球菌という細菌が無害の性質を有害なものに変える原因物質、つまり遺伝物質は何かについて研究していました。そして1943年、その遺伝物質はタンパク質ではなく核酸、すなわちDNAであることを世界ではじめて報告したのです。

DNAの構造解析

　遺伝子研究ではDNAの構造解析が重要です。はじめにDNAの構造解析を行ったのは、イギリス・ロンドンのキングス・カレッジにおけるモーリス・ウィルキンス（1916〜2004）です。彼が用いた手法はX線回析といい、結晶にX線を照射すると感光板に影が映し出されるというものです。結果としてDNAは円形で、中央に2本の線が交叉するような形をしていました。1951年、ウィルキンスがその成果を学会で報告する講演を聞いた若いアメリカ人研究者のジェームス・ワトソン（1928〜）は、もともと遺伝子研究をしていたわけではなかったのですが、遺伝子研究に興味を持ちました。イギリスのキャンベンディッシュ研究所に移ったワトソンは、X線回析が専門のフランシス・クリック（1916〜2004）に出会います。当初クリックは、イギリスでは先に他の人が始めた研究の途中結果を先取りして最終結論をだすことは紳士協定に反すると、DNAの共同研究にあまり乗り気ではありませんでしたが、ワトソンの熱意に心を動かされ、2人は共同研究を始めます。ウィルキンスの成果を基に試行錯誤を重ねた結果、ワトソンとクリックの2人はついにDNAの二重らせん構造を解明したのでした。図33はワトソンとクリックが1953年DNAの構造を世界ではじめ

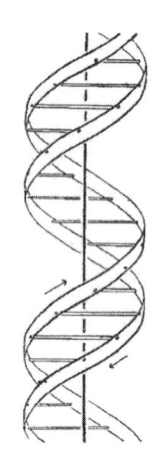

図 33　はじめて報告された DNA の二重らせん構造
Watson JD, Crick FH: Nature. 1953 Apr 25;171（4356）:737-8.

て学術雑誌 *Nature* に発表したものです。この DNA モデルは医学上 20 世紀最大の発見といわれ、その後の遺伝子工学における発展の基礎を作ったのでした。1962 年、ワトソン、クリック、そしてウィルキンスはその功績によりそろってノーベル賞を受賞しています。

　DNA の二重らせん構造発見からちょうど 50 年後の 2003 年、人間の遺伝子情報（ヒトゲノム）解析が完了しました。これにより今後さらに人の発生や文化など基本的な生命現象の解析、疾患の新しい治療法開発などがますます発展するものと期待されます。

第8章　先進医療

　20世紀以後、移植医療や再生医療など、これまでの医学・医療では考えも及ばなかった多くの先進医療が急速な発展を続けています。さらに新しい医療機器や医療材料は、より安全な医療を提供することに大きく寄与しています。

移植医療

　移植医療とは、疾患や事故などにより機能しなくなった臓器を、他の人から提供を受けた臓器に置き換えて機能回復を図る医療です。死亡した人から臓器提供を受けるのが原則ですが、生存している健康な人の臓器、あるいは臓器の一部を移植する場合もあり、生体移植といいます。生体移植できるのは、2つある腎臓のうち1つ、60～70％提供しても再生する臓器である肝臓、大きく5つの部分に分かれている肺などがあります。一方、一般的な臓器移植といえば、死亡した人からの移植ですが、このうちでも腎臓、角膜、皮膚などは心臓が停止して死亡が確認された人からの移植が可能ですが、心臓などは一度停止してしまうと移植しても機能しないので、心臓死ではなく脳死として判定された臓器提供者を必要とします。

　移植の歴史として、皮膚や眼の角膜移植は19世紀から始まっていましたが、1954年、人から人への臓器移植をはじめて成功させたのは米国ボストンのピーター・ベント・ブリガム病院のジョセフ・マレー（1919～2012）で、一卵性双生児間の移植でした。1963年には世界初の肝臓移植、

肺移植が行われ、1967年には心臓移植も世界第一例が報告されています。日本でも1968年、札幌医科大学の和田寿郎教授により心臓移植が行われましたが、当時は「脳死は人の死である」とした法整備がなされていなかったため社会的問題となりました。その後、1997年、臓器移植に限って脳死を人の死と認める臓器移植法が施行されました。しかし臓器移植を目的とした脳死判定を実施する例数が少なく、また小児の移植が認められていなかったため、海外で移植を受ける例が後を絶ちませんでした。2008年になって海外でも臓器提供例が不足し、「移植が必要な場合は自国で行うこと」というイスタンブール宣言がだされ、海外での移植が困難になりました。そこで日本では2010年、小児でも移植が可能な改正臓器移植法が施行されています。しかし、日本人の心情的な問題から脳死を人の死とすることが容認されにくいこともあり、近隣諸国に比べて日本の脳死移植例は未だ多くないのが現状です。

再生医療

再生医療とは、傷害を受けた生体機能をさまざまな組織に分化することのできる幹細胞を用いて復元させる医療の総称です。臓器移植とは異なり、臓器提供者を必要としません。また、従来の医療では治療が困難な遺伝性疾患などにも対応できる可能性があることなど、革新的な医療といえます。現在わが国はもちろん、世界各国で競って研究・開発が続けられている分野です。

幹細胞として、当初1981年、英国ケンブリッジ大学や米国カリフォルニア大学から報告されたマウス由来の胚性幹細胞（embryonic stem cell：ES細胞）を用いて研究が進められました。しかし実際の臨床応用に可能性を広げるためには、ヒト由来のES細胞が必要です。1998年、米国ウィスコンシン大学でヒトES細胞が開発されましたが、このES細胞は、不

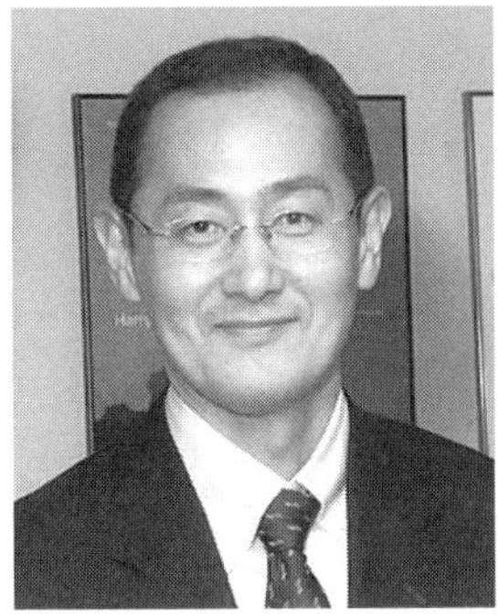

妊治療のため実施された体外受精で余った受精卵から作られたため、倫理的な問題がありました。

2006年、京都大学の山中伸弥教授（図34）らは、人の皮膚などにある線維芽細胞に少数の遺伝子を導入し、さまざまな組織の細胞に分化する能力をもつ人工多能性幹細胞（induced pluripotent stem cell：iPS細胞）の作成に成功し、2007年に世界ではじめて論文に報告しました。iPS細胞はES細胞のように受精卵など胚細胞から作られるものではないため、倫理的問題は発生しません。皮膚という入手しやすい細胞から作られますので、患者自身の細胞から作ったiPS細胞により治療が進められるという大きな利点があります。これらの功績により2012年、山中教授はノーベル賞を受賞したのです。

図34　山中伸弥
（NIH、2013）

現在、世界中の研究者が先を争って、このiPS細胞を用いた研究を続けています。体の失った臓器機能を回復させるだけでなく、原因不明の難治性疾患の病態解明や治療法の開発、さらに遺伝性疾患の治療まで、応用範囲は無限にあると思われます。

第9章　医療の目的変遷と今後の展望

　古来、医療は人を病苦から救う、つまりその人がもつ病的状態に対して治療を行うことが目的でした。致死的状態にある人を復元させるため、あらゆる治療が施され救命したとしても、その人が病気を発症する以前の状態に完全に戻れるかというと必ずしもそうではありません。場合によっては、救命したけれど寝たきり状態になってしまうこともあるでしょう。治療することだけが目的の医療では、その人の人生そのものを変えてしまうことにもなりかねません。

　現在、医療の目的は変化しつつあります。病気の治療だけの医療ではなく、病気をもつ人の生活の質（quality of life：QOL）の向上をめざすことが重要です。また本書の冒頭で少しふれたように、健康増進の方策が重要です。発生した病気を治療するのではなく、できれば病気にならないように、またもし病気になってもすぐに回復できるような生活習慣を身につけるなどの方法を、一般に広く伝える予防医学の考え方が主流になってきていると思われます。

　一方で、最終的に人類は第8章でみたような最先端の医療により、あらゆる病苦から逃れ、永遠の健康状態を手に入れることができるのでしょうか？　これら医療技術の大いなる進歩は、科学技術の飛躍的な発展の賜物であるようにも考えられます。しかし本当はそうではないかもしれません。

　ひとつの例として、人類と感染症との戦いの歴史を考えてみましょう。フレミングにより青カビから発見されたペニシリン以後、次々とあらゆる病原体に有効な抗生物質が開発され続けています。そのことで近い将来、

人類は感染症との戦いに勝利をおさめる日が到来することが大いに期待されました。しかし現実には、抗生物質の使用が原因で新たな病原体が出現してきます。抗生物質が効かないメチシリン耐性黄色ブドウ球菌（MRSA）などの耐性菌がそのよい例です。さらにヒト免疫不全ウイルス（HIV）、新型インフルエンザなど、数えれば限りがない多くの新規病原体が人類を襲ってきます。また狂牛病のプリオンなどは、これまでの細菌やウイルスといった既知の病原性細胞とは異なって、異常タンパク質が原因となり発症する感染症です。天然痘を地球上から撲滅させたジェンナーによる種痘法が開発された1796年からちょうど200年後の1996年、WHO（世界保健機関）は「感染症の新たな危機」を警告しました。

　東日本大震災による原発事故を見てもわかるように、科学技術の進歩が人間に大きな危害を与える結果になる場合も出現してきました。このことから、科学技術の進歩だけで最終的に健全な人間社会をもたらすとは限りません。医療技術の進歩だけで人類が疾病を完全に撲滅することができない原因の一部は、現代における科学技術の進歩そのものかもしれません。

参考文献

二宮睦雄著　新編　医学史探訪　医学を変えた巨人たち　医歯薬出版　2006 年

William Bynum、Helen Bynum 著　鈴木晃仁、鈴木実佳訳　Medicine　医学を変えた 70 の発見　医学書院　2012 年

酒井シズ著　医学史への誘い　医療の原点から現代まで　診療新社　2000 年

Luciano Sterpellone 著　小川熙訳　医学の歴史　原書房　2009 年

小川鼎三著　医学の歴史　中央公論社　2008 年

梶田昭著　医学の歴史　講談社　2010 年

Robert Margotta 著　岩本淳訳　図説　医学の歴史　講談社　1972 年

安室芳樹著　切手で綴る医学の歴史　医学郵趣研究会　2008 年

千代豪昭、黒田研二編　学生のための医療概論　医学書院　2012 年

森岡 恭彦、養老 孟司、村上 陽一郎著　新医療概論　産業図書　2003 年

先進医療フォーラム編著　先進医療 NAVIGATOR　日本医学出版　2013 年

あとがき

　筆者は内科医であり、そのうちでも「血栓止血学」を専門分野としています。医師免許を受領してから現職に至るまでは、「血栓症発症の機序解明とその対策」をテーマとして研究し、臨床ではこれに関連する血栓症、老年医学、また出血性疾患の診療を続けてきました。すなわち、医学史やその他の歴史の専門家ではありませんでした。

　そのなか、2007年に薬学部、看護学部、リハビリテーション学部の3学部からなる兵庫医療大学が開設され、共通教育センターの教員として赴任しました。今日まで、各学部に専門の内科学を講義する一方、3学部合同で、医療概論、チーム医療概論、チーム医療論演習などの授業科目責任者をしています。そのうち、1年生の入門講義である医療概論で「医療の歴史」というテーマの授業があり、その準備をすすめ毎年1コマの講義を続ける間に、関連する資料が手元に残ってきました。この際、これを成書にしてみようと思い立ったのが本書作成のきっかけです。

　どのような分野でも同じですが、医学・医療の分野において多くの先達が築き上げてきた歴史の上に、今日の私たち医療人が存在できることを改めて痛感します。本文中でも述べましたが、常に歴史を知ることによって医療人の原点に立ち戻り、今後の発展につなげていけたらよいでしょう。今回は国外における医療の歴史が中心で、日本の医療史について述べることはできませんでした。今後機会があればこれについても資料を精査し、続編を作成してみたいとも思います。

　最後になりましたが、本書作成について大変お世話になりました二瓶社宇佐美嘉崇氏に深謝致します。

2014年3月　　末廣　謙

著 者
末廣 謙 すえひろ あきら

■ 略 歴
1982 年 3 月　兵庫医科大学大学院終了　医学博士　受領
1982 年 4 月　兵庫医科大学第二内科　教育職助手
1986 年 11 月　米国オハイオ州立大学　客員教員
1988 年 10 月　阪和記念病院　内科医師
1989 年 4 月　兵庫医科大学第二内科　教育職助手
1997 年 5 月　兵庫医科大学第二内科　講師
2002 年 4 月　兵庫医科大学内科学血栓止血老年病科　講師
2003 年 4 月　トッパングループ健康保険組合大阪診療所　所長
2007 年 4 月　兵庫医療大学共通教育センター　教授（内科学）
2008 年 4 月　兵庫医療大学共通教育センター長　併任
2012 年 4 月　兵庫医療大学　副学長　併任

■ 主要所属学会
日本内科学会　認定内科医
日本血液学会　代議員　認定血液専門医
日本老年医学会　代議員
日本血栓止血学会　代議員
International Society on Thrombosis and Haemostasis

医療の歴史

2014年3月10日　第1版 第1刷

著　者　　末廣　謙
発行者　　宇佐美嘉崇
発行所　　(有)二瓶社
　　　　　〒125-0054　東京都葛飾区高砂 5-38-8 岩井ビル 3F
　　　　　TEL 03-5648-5377
　　　　　FAX 03-5648-5376
　　　　　郵便振替 00990-6-110314
印刷製本　株式会社シナノ

万一、落丁乱丁のある場合は小社までご連絡下さい。
送料小社負担にてお取り替え致します。

©AKIRA SUEHIRO 2014
Printed in Japan
ISBN 978-4-86108-068-5 C3047